自分でできるヒーリング

人生を豊かに変える
（はじめての）フラワーエッセンス

研谷ひろみ

ビジネス社

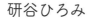

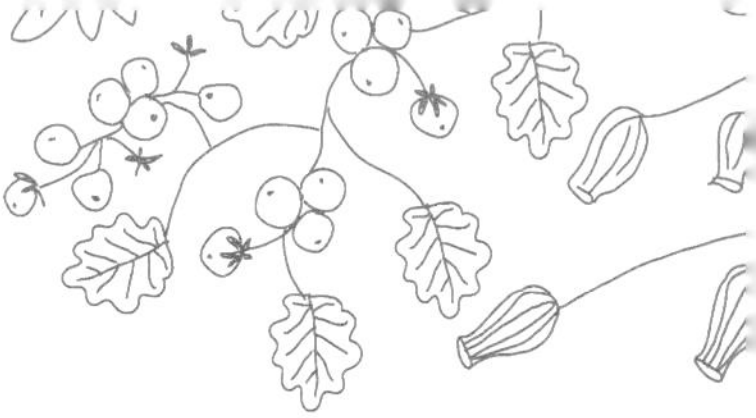

悩み、迷い、それでも前を向きたいあなたへ

あなたはいま、どんなストレスを抱えているでしょう？


「いつもあちこちに気を使って、疲れる……」

「こんなことを言ったら相手にどう思われるんだろう、と毎回考えてしまう」

「ぐるぐると悪いほうに考えて寝られない」

といった対人関係に悩む優しい方。


「パートナーとの関係がうまくいっていなくてつらい」

「子育てでイライラしてしまう……」

「子どもが引きこもりで、悩んでいる」

家族の問題があると、心安らぐ余裕がなくてつらいですよね。


「上司や同僚との折り合いが良くなくて……」

「部下が仕事ができなくて怒ってばかりになってしまう」

職場での人間関係がギスギスすると、仕事にも集中できなくなってしまったり。

我慢に我慢を重ねてしまった結果、

「電車に乗ると体調が悪くなる」

「何十年も向精神薬を続けているが改善されない」

「人とかかわるのが怖い」

そんなところまで追い詰められてしまっているかもしれません。


生きていると、私たちはさまざまなストレスにさらされます。

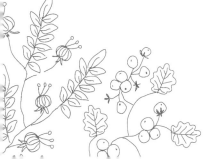

どうやったら日々ストレスを感じず、笑顔で心地よく生きられるのでしょう？
そんな方法、あるのでしょうか。
心を穏やかに整える修行をする？
高額なセミナーに通って、自分探しをする？
目の前に集中するために無心で生きる？

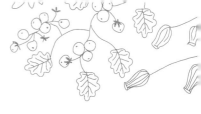

もしかしたらそれも、有効な一つの手段かもしれません。
でも、もっと簡単で手っ取り早い方法があるとしたら、いかがでしょう。

実は、あるんです！

日々のストレスから解放される方法。それは、
「あなたの目的に合う花の波動水を飲む」

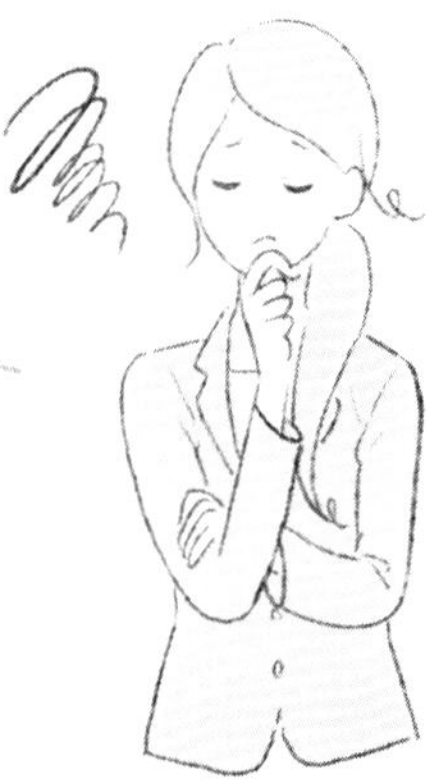

ただそれだけです！

「花の波動水……？　怪しすぎる……」

と思われますか？

「まあ……ダメもとで読んでみるか……」

という気持ちでもかまいません。

悩み、迷い、それでも前を向きたいあなたに
贈ります。

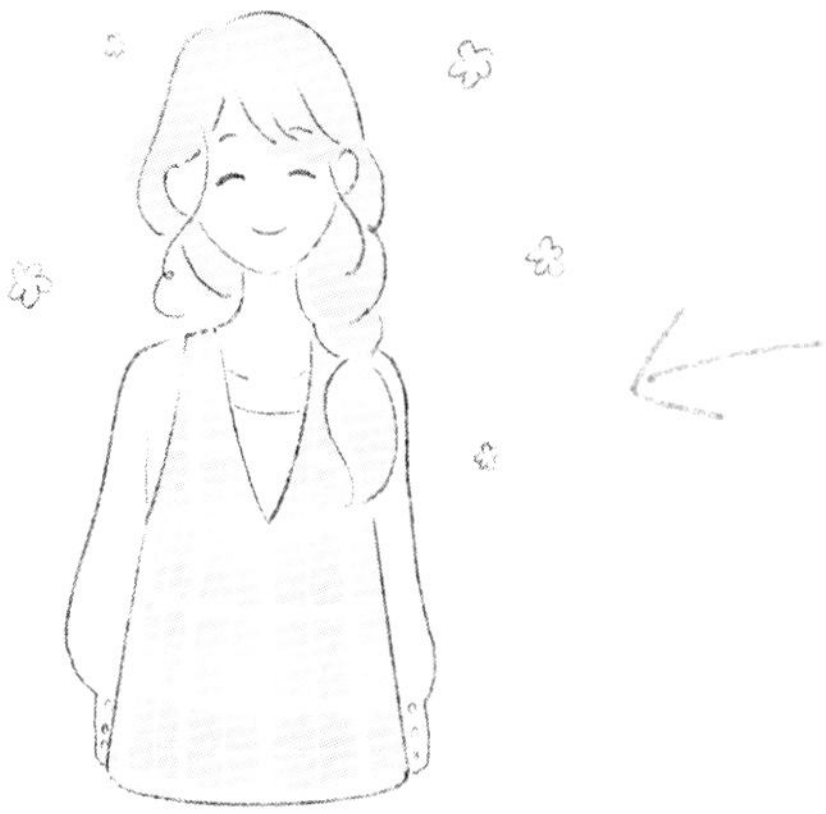

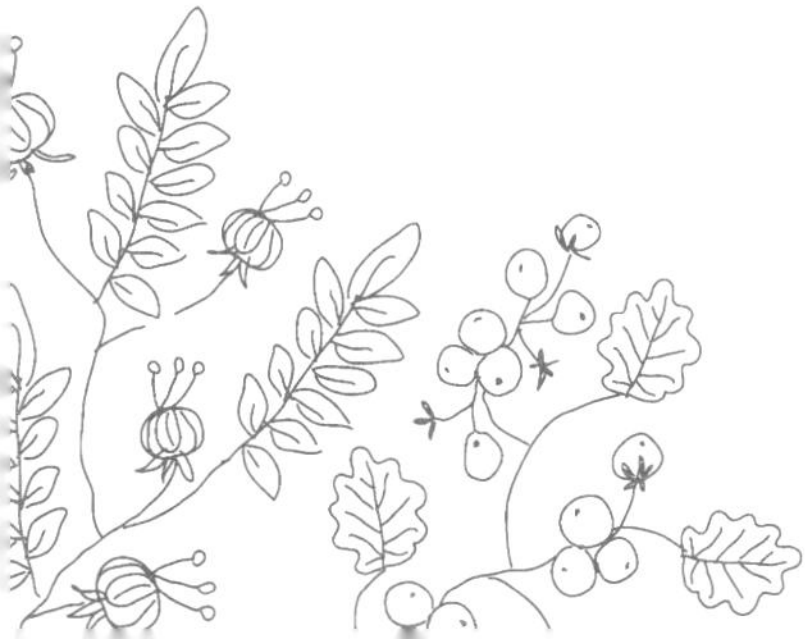

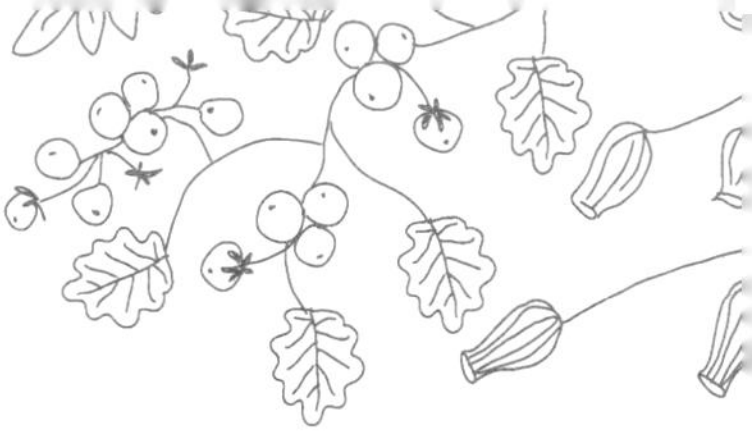

目次

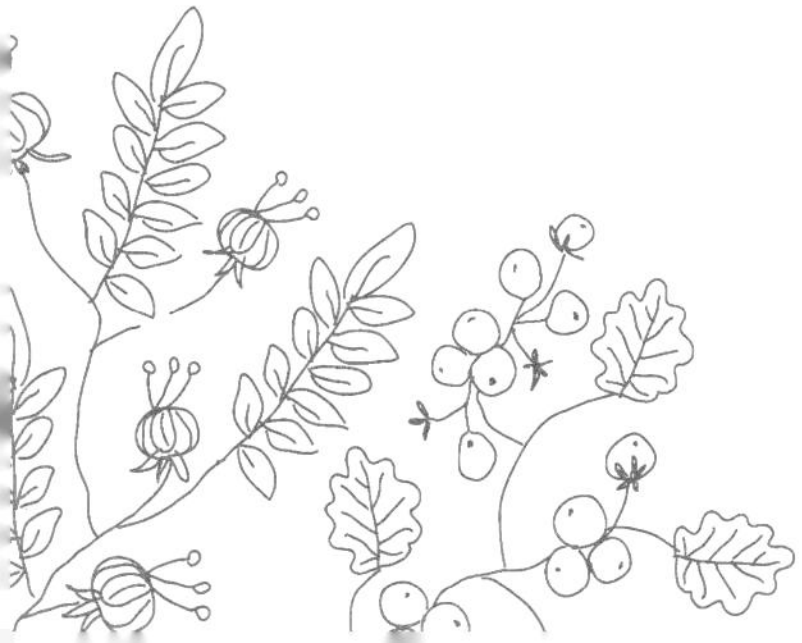

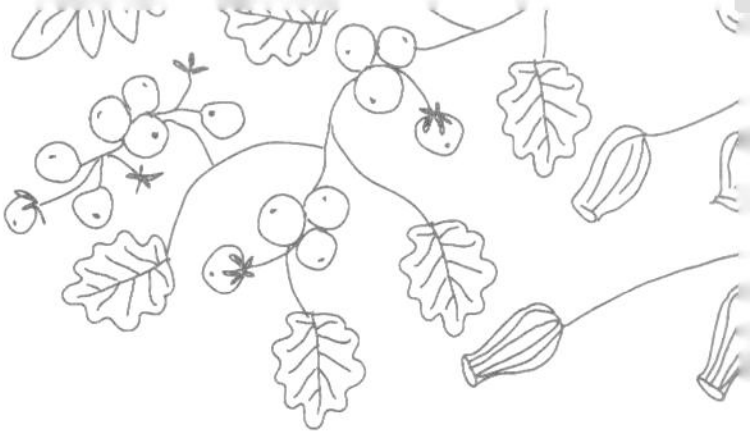

chapter 5

人生が変わった体験談 181

本書はビジネス社・ＯＣＨＩ企画共催「グッドインフルエンサー著者養成塾」の企画によるものです。

参考書籍
ヨガ数秘学　マダムYUKO 文友社

参考URL（画像、文）
ネイチャーワールド株式会社
https://natureworld.co.jp

NPOフラワーエッセンス普及協会
http://www.afeej.org

chapter 1

「花の波動の力」を借りれば、毎日がうまくいく！

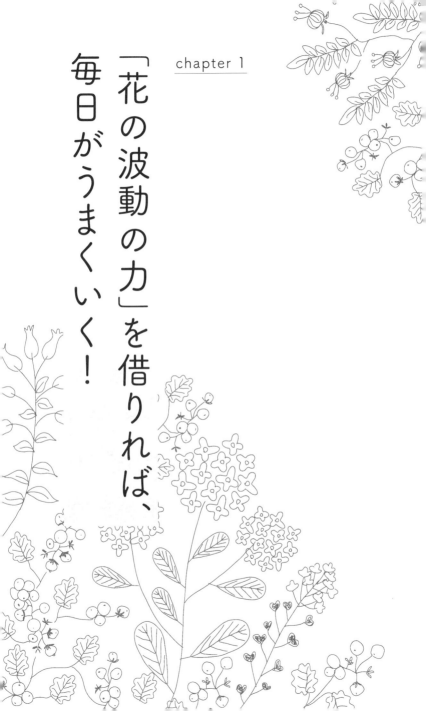

人生を好転させる簡単な方法

「もっと人付き合いがうまくできたら……」
「相手の顔色をうかがって話したり、我慢してばっかり」
「立ち回りが上手にできたら、人生うまくいくのに……」

そうやって他人にも自分にもストレスを感じてしまって、ほとほと疲れている方は多いです。この本を手に取ってくださったということは、あなたもそんなふうに感じている一人なのではないでしょうか。

多くの方は、ストレスを感じていても根本からの解決方法がわからず、その場しのぎのストレス発散でごまかして、なんとか毎日をがんばっています。

大丈夫。悩んでいるのはあなた一人ではありません。

「一人じゃないっていったって、みんなで落ち込んでいたら仕方ないじゃない！」

そう思われるかもしれません。でも大丈夫！　ストレスや迷いを解決して心地よい人生にする、とっても簡単な方法があるのです。

それは、**「あなたの目的に合う花の波動を使う」**こと、たったそれだけ。

「なにそれ、怪しすぎる……」と思われた方もいらっしゃるかもしれませんね。

実は、かつての私もそうでした。かなり仕事をがんばっていたので、自分の道は自分で切り開くもの！　と信じていましたし、「これを飲むだけで人生が良くなる」なんて言われたら、鼻で笑ってしまうような人間でした。

ですが、実際に自分自身、そして周りの人たちも、環境や人間関係のストレスや迷いから「いったい何をあんなに悩んでいたのかしら」と言いたくなるほど劇的に解放される体験をしたのです。

想像してみてください。花の波動の力を借りてストレスや悩みから解放されたあなたは、どんどん自分自身の本来の良い波動で生きられるようになり、自分がやりたいことをやるチャンスにもっともっと恵まれたり、今までは苦痛でしかなかった人たちとの交流を楽しめるようになったり、つらかったはずの仕事でも快く働けるようになったりと、さまざまな恩恵を享受できるのです。嫉妬《しっと》されたりもなく、です。

しかも、副作用は一切なし！

そんなうまい話があるなら、ちょっとだけ聞いてみてもいいかな……と思いませんか？

ただ、残念ながら、使い方によってはお花の波動を使う人全員が劇的にうまくいくわけではありません。ほんのわずかな違いを知って、一番良い形で使うことで、花の波動はその真価を発揮してくれます。

フラワーエッセンスとの出逢い

少し、私の話をさせてください。

私はもともと仕事をがんばる、いわゆるキャリアウーマンでした。20年近く無我夢中で仕事をしながらも、心のどこかでは満たされていない日々でした。

振り返ってみると、いつも怒ったり、落ち込んだり、ああでもないこうでもないと思考がぐるぐるしたり……。上司との理不尽なやりとりや同僚や後輩への不満、思うようにいかない案件へのストレスなどで、心も体もボロボロでした。

酷《ひど》い吹き出物の嵐《あらし》、胃潰瘍《いかいよう》と十二指腸潰瘍を併発、五百円玉4つくらいもある大きさの円形脱毛症、食べ物を体が受け付けなくなって脱水症状、度重なる自動車事故……。

そんな中、結婚して子どもを授かり、育児休暇を取得したあたりから、歯車はさらに狂ってしまったのです。


当時愛知県に住んでいたのですが、産後2週間で夫の東京異動の内示があり、それに伴って、私も育児休暇後は東京本社に復帰することになりました。

もともと一緒に働いていた気心の知れた同僚たちのもとへではなく、まったく新しい環境へ「復職」することになるわけですから、育休中に「職場復帰準備講座」なんかも受講したりして、準備に勤《いそ》しみました。大変ではありましたが仕事は好きでしたし、育児をしながらの仕事も、大丈夫だと思っていたのです。

ところが、実際に復帰してみると思ったよりもはるかに大変で、その溜《た》まった不満は夫へ向かいました。

育休中は、読んで字のごとく育児をするための休みなわけで、基本的には自宅にいることができます。なので家事もほとんど私がしていました。でも、復帰して共働きに戻っても、家事は私が担ったまま。休暇中とは異なり、仕事へ行く往復時間、就業時間中は家のことはできません。

夕飯の片付けは夫がやってくれていたものの、私は家にいる時間はずっと家事に忙殺され、自分の行動の自由の効かないことに苛立《いらだ》ちがつのっていました。

1時間の時短勤務ではあったものの、子どもを保育園にお迎えに行き、離乳食を食べさせて、お風呂に入れ、寝かせて、それから保育園で着替えさせてもらった上下最低3セットの洋服を洗濯し、干して、翌日用の保育園のお着替えを準備したところでようやく眠れます。そしてすぐに朝が来る……。

傍目《はため》には元気でしたが、ストレスはどんどん溜まる一方でした。もっと自分のこともしたいのに、ままならない時間の制約がつらい……。

ですが、「傍目には元気」なので、誰にもわかってもらえない、とまた不満がつのります。夫がどれだけ気遣ってくれても、私ばっかりが大変なのに、気遣うそぶりを見せるくらいなら手伝ってよ！　と、またストレスを抱える悪循環（振り返ってみると、この頃は自分のことを「被害者」と思っていましたね）。

そうやって、家庭で溜まったストレスをなんとかしたくて、以前より仕事を心のよりどころにしようとしてしまいました。

会社からの評価こそが自分自身の価値だと思い込んだ私は、家でも会社でも気を張り詰め続け、どんどん追い詰められていきました。独身時代は家ではお酒を飲まなかったのに、保育園の送迎もある中で外で友達と飲むなんてこともままならなくなっていたため、毎晩家でお酒を飲むようになりました。平均して一晩で５００㎖のビールを６缶、ワインのフルボトルを１本、飲んでいました（！）。とにかく日々のストレスを解消したい一心でした。

この頃の私は、リラクゼーションや、お酒を飲んだり、ぐちを聞いてもらったりといった一時しのぎのストレス解消法しか思いつきませんでした。

そんなとき、近所の方が開業しているアロマサロンの広告がポストに入っていたので、「アロママッサージか……気持ちよさそうだな」と予約をしました。心の疲れは取れなくとも、体の疲れは多少癒《いや》せるかもしれないと思ったからです。

予約当日、サロンに入ると、落ち着いた部屋のインテリアの中に置かれたカードと怪しげな小さなボトルが目に飛び込んできました。

ボトルにはどうやらいろいろな花の写真と、その説明が貼ってあるようです。

これが、はじめて目にしたフラワーエッセンスボトルでした。怪しい……と思うものの、なぜかどうしても気になります。

「あの……このたくさん並んだ、花の写真が貼ってあるボトルはいったい何ですか？」

セラピストさんに尋ねると**「フラワーエッセンスボトルというものです」**と教えてくれました。

「花の朝露ってあるでしょ？　あんな感じですよ」

花の朝露？　朝早くに葉っぱについている水滴は見たことがありますが、花にも水滴ってついてたっけ？　思い出そうとしてみましたが、ピンときません。わかったようなわからないような、と思いながらもどうしても気になって仕方がないので、アロマトリートメントから、〝怪しいボトル〟選びに急遽《きゅうきょ》コースを変更してもらうことにしました。

はじめてのセッションは、話をしながらエッセンスを選ぶ、いわゆるカウンセリングセッションでした。悩んでいることや相談したいこと、こうなりたいなどを話し、合いそうなものを4、5本選んでもらって、それをブレンドしたボトルを作ってもらうのです。

まだフラワーエッセンスの存在や、波動の重要性すらまったく知らなかったときに受けた、はじめてのセッションでした。

作ってもらったボトルをしばらく飲んでみましたが、効果は、はっきり言って、何もわからない……というのが正直なところでした。後にわかりますが、**フラワーエッ**

センスをはじめて使った方のほとんどは、似たような反応になります。実はフラワーエッセンスは、わかりやすく劇的に効果が見える！ というよりは、**使っているうちに、いつの間にか困りごとが解決していて、そのことに困っていたことすら忘れてしまう、**という感じで効果が表れることも多いのです（もちろん、人や事柄によっては、たった数時間で解決してしまうこともあります）。

当時は、仕事や育児、家事も膨大で、忙殺されていたので、自分自身の詳細な変化に目を向けている余裕がなかったこともあります。

しかし、数カ月後。私は転職に成功し、保育園へのお迎えもすぐに行ける場所に配属され、電車の乗り換えがなくなったことで時間的にも心にも少し余裕ができていました。育休あけだし、（当時としては珍しく）時短勤務もさせてもらえるし……と、しがみついていた職場からあっさり転職を決意できたのは、実は花の波動に後押しされていたなどと、そのときはまったく気づいてもいませんでしたが……。

そのころにはすっかりフラワーエッセンスのことも忘れていたのですが、体を整えたりリフレクソロジーのセッションをされている方と、とあるワークショップで知り合い、施術をお願いしました。施術が終わって帰り支度をしていると、「これ、あなたに合っていると思うから注文して飲んでみるといいよ」と勧められたのが、フラワーエッセンスでした。

内心「ええ?! またフラワーエッセンス? 前に使ったときも効果はわからなかったし、もう怪しいからいらないよ〜」という気持ちでしたし、よくわからないものにまた2000円も3000円も払うなんてもったいない……とも思っていました。

しかしせっかく私のことを思って勧めてくださったのだし……と、当時の私はそんな程度のとらえ方で、義理のつもりで購入したのが「アラスカンエッセンス」というブランドのフラワーエッセンスでした（各ブランドについてなどはチャプター3でご紹介します）。

勧められたエッセンスは「凝り固まった考え方を解放する」という波動のもの。

氷河は、常に岩を削り取り、押し流しています。それと同じように、自分の中にある凝り固まった考え方、感じ方、行いなどのすべてのパターンを流し、「形あるものからの解放」を促してくれる波動を持ったエッセンスだったのです。

怪しいと疑いながらも注文して、届いたエッセンスを飲みはじめたことで、**私の人生はひっくり返ることになりました！**

これまで忘れていたことが急に思い出されてきたり、押し込めていた自分の感情や思考があぶり出され、ジェットコースターに乗っているような感覚が襲ってきました。内に秘めていたさまざまな思いも、普段から思っていることも、色濃く表面にあふれてきたのです。

しばらくしてめまぐるしいジェットコースター状態から解放され、ふと気が付くとこれまで会社、家庭、そして時間、といったあらゆるものと闘っていたストレスから解放され、心身が驚くほど楽になっていました。**「〇〇しなければ」「〇〇してこそ」のような、細かいことを常に気にして、その不安に追い立てられるような気持ちからすっかり解放されていたのです。**

周囲の状況が変わったわけではないのに、なぜか心は平穏でした。話には聞いていたけれど今まで自分では体感したことのなかった「手放す」という感じがしっくりきました。仕事でも、エッセンスを飲む前は「絶対に自分がやらなきゃ」「評価されないと居場所がなくなる」と思い込んで、休日を返上してまで仕事をしていたのに、人を信じて任せることができるようになりました。

人も自分も、愛《いと》おしく感じられるのです。なぜなんだろう……。

つい昨日まで「やる気がないなら辞めれば?」とまで思っていた相手に対しても、優しいまなざしを向けることができている自分に気づいたときは、衝撃的でした。

同じ「フラワーエッセンス」の名を冠しているのに、最初に受けたセッションで作ってもらったボトルと、アラスカンエッセンスのボトル、いったいどこに差があったのだろうかと気になりはじめました。

そうして、もとから気になると突き詰めたくなる性格だったこともあり、世界中のフラワーエッセンスを集め、研究するようになったり、いろいろな講座で学ぶようになりました。

フラワーエッセンスの手軽さと問題解決力の高さは、知れば知るほど魅力的でした。「エッセンス」と一口に言っても、ブランド、お花が咲いている土地のエネルギーの違い、そしてバイブレーション（波動）など、さまざまな種類があります。**それをうまく使えば、人は努力なく変われるんだ！**とわかりました。

そうしてリサーチを続けていくうち、求められるままに、フラワーエッセンスプラクティショナーというフラワーエッセンスのプロ養成講座を始めるまでに至りました。

「たった1本のフラワーエッセンスで、10年以上忘れられなかった別れた恋人を忘れ、新しい彼ができた」とか、「25年も向精神薬を飲み続けていたけれど、フラワーエッセンスを2本使いきるころには、薬がいらなくなった」とか、「合わない上司が異動になった」「子育てでイライラしなくなった」「今までどうがんばってもできなかったのに、子宝を授かった」などなど、**奇跡のようなことが普通に起きる**のを何度も目の当たりにしました。

花の波動（フラワーバイブレーション）に共鳴すると、ネガティブな自分自身から、本来のポジティブ（もしくはニュートラル）な自分自身の波動（バイブレーション）へ変化していきます。

無理に自分を変えようとしなくてもいいのです。

フラワーエッセンスで花の波動の力を借りるだけで、あなたの波動が変化するのです。

実は、花の波動の力は、英国王室でキャサリン妃や故ダイアナ妃も使っていました。他にも世界的な女優のエマ・ワトソンや、2022年のサッカーワールドカップ優勝国、アルゼンチンのリオネル・メッシ選手などもフラワーエッセンスを愛用しています。昔から多くの人々を助けてくれてきたものなのです。

ですがせっかくフラワーエッセンスを使おうと思うなら、コツを知ってより結果が出る方法で適切に使っていただきたいと思うのです。本書に出会ってくださった皆様には、ストレスや迷いのない人生をさらに楽に幸せに謳歌《おうか》してもらいたいな。そんな思いでこの本を書きました。

フラワーエッセンスを伝える情報の中には、テクニックやボトルの種類をことこまかに教えてくれるものもあります。でも、テクニックやノウハウを学んでも、残念ながらすべてがうまくいくわけではありません。しかも、難しいので疲れてしまいます。

小手先のテクニックではなく、あなたの波動が変わることで、人生は格段にうまくいきます！ せっかくの人生です。イライラしながら毎日を過ごすのではなく、感謝と喜びにあふれた人生にシフトしていきたいと思いませんか。

あなたの人生がうまくいくためにたった一つ必要なことは、あなた自身の本来の波動を取り戻すことだけ。 そのサポートを、花の波動がしてくれるのです。

頑固で斜に構えていた私でさえもフラワーエッセンスで変われたのです。

今度は、あなたの番ですね。

そもそも波動って何？

先ほどから「花の波動の力を借りる」とか「自分の波動を変える」と言っていますが、「そもそも波動って何？」と思われる方もいらっしゃるかもしれません。もしくは、何か難しいものであったり、怪しいものなのでは……と身構えてしまっているかも。

波動とは、〝振動という波〟が広がる現象を指します。海の波、電磁波、地震波、ラジオの電波なども、波動の一種です。

ラジオを聴くとき、聴きたいチャンネルの周波数に合わせると、その局の放送を受信できますよね。これは、特定の振動をキャッチできるように受信機を設定するからです。

私たちは、これと同じことを日々生きる中で常にやっています。

実は、**皆が同時に生きているように見えるこの世界ですが、個々の周波数によって、見え方は違う**のです。機嫌がいい日は世界がバラ色に見えたのに、嫌なことがあったときは周りの人がすべて敵に見えてしまったことはありませんか？

言葉や音も波動です。心地よい言葉をかけられると気持ちがいいし、嫌なことを言われたり罵《ば》詈《り》雑《ぞう》言《ごん》を浴びせられれば気分は悪くなります。優しい音色は気持ちを穏やかにしてくれますし、雑音はイライラします。私はロックなども好きだったのですが、妊婦になると音の振動の好みが変わるのか、ハードな曲の波動は合わなくなりました。


色も振動を発しています。それぞれの色が独自の周波数を持っていて、今の自分に必要な色をつい手に取ったり、いつも同じ色の服を買ったりするのも、自分にその周波数が合っているからです。好きな色に囲まれていると気持ちがいいけれど、苦手な色の部屋にいるとなんとなく落ち着かなかったりします。

風景もそうです。大自然の雄大で美しい光景を見たり、一面のあざやかな花畑を見たとき、ほとんどの人は、わあ！　と心洗われるような気持ちになります。花に怒りの波動はないので、花畑を見て怒り狂う人はいませんよね？

もし美しい花畑を見て怒りがわいてきたとしたら、それは花の周波数がその人本来の周波数と共鳴して、これまでおさえていた怒りの解放が起きている可能性がありますので、それも決して悪いことではないですよ！

美しい景色が与えてくれる波動に、涙があふれた経験のある方も多いのではないでしょうか。雄大な光景に感動しているその瞬間は、日々の嫌なことや嫌いな人のことを考えて憂鬱《ゆううつ》になったりしないはずです。

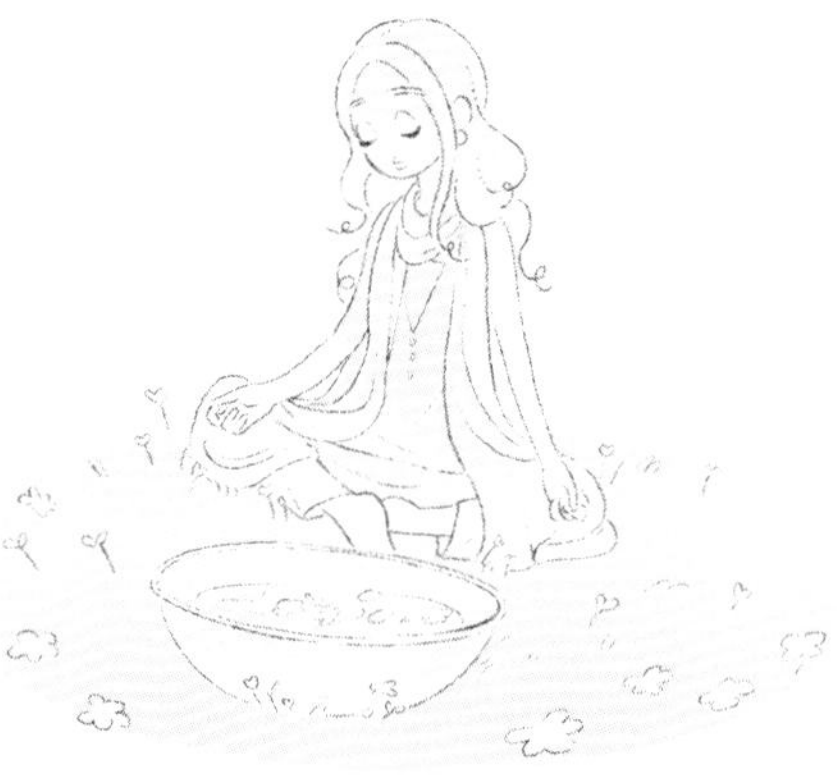

「満天の星を見ていたら、自分の悩みがちっぽけに思えてどうでもよくなった」と

いうような現象、これが、自然の波動と共鳴している状態です。

フラワーエッセンスは、そんな自然界の波動がボトリングされたもの、ととらえていただけるといいかと思います。

波動共鳴は、目に見えないものではありません。メトロノームをいくつも並べて一斉に動かすと、はじめはバラバラに動いていたメトロノームが、徐々に揃《そろ》ってくる現象があります。これも、波動の共鳴・同期によって起こります。音叉《おんさ》を二つ用意して、片方を鳴らすと、空気を経由してもう片方に伝わり、音が鳴るのもそうです。

実は感情や思考、気分にも固有の周波数があります。音にも波動があり、ソルフェジオ周波数と呼ばれているものがあります。これは音階によって人々に好影響を与えるために用いられますが、逆にナチス・ドイツなどがこれを逆手に取って、周波数で人々をコントロールしたり不調和にさせる研究や実験がされていたという記録もあります。

「類は友を呼ぶ」という言葉があります。これも、波動共鳴（同期現象）です。「似たもの夫婦」なんて言葉もありますよね。長年一緒にいると、波動が同期されることもあります。夫婦だけでなく、長く付き合っていると思考、課題、価値観、使命、ビジョンなどが共鳴し、同期されていくのです。学生時代、クラスの仲良しグループは同じような人が集まっていませんでしたか？　そうやって、波動が共鳴しお互いを引き合うのです。

ここ20年くらいですっかり定着した「引き寄せ」という言葉がありますが、これはまさに、波動の法則が働いている証《あかし》で、本当は「引き寄せている」というより自分の波動がそれと共鳴している状態です。「引き寄せ」という言葉は良いことだけに使う方が多いですが、実際は都合の悪いこともすべて自分の波動に共鳴しているものです。

会社員のころ、私以外の女性社員全員から嫌われている男性社員がいました。私に対してはとても気を使ってくれる親切な方だったのですが、ほかの社員さんには態度が横柄で、言い方もキツかったので敬遠されていたようです。

以前の私であれば、女性社員さんたちと飲みに行ったときに、一緒になって彼に対する愚痴や不満を言っていたでしょう。怒りの波動を持っている集団に入ると、それに共鳴し、同調していくからです。しかし、自分の中にその男性への不信感や怒りのタネを持たなければ、愚痴や不満の波動とはまったく同調しなくなります。

一緒にいる集団に日ごろから不平不満ばかり言うような人がいたり、自分は不幸せだと思っている人たちのグループにいたりすると、自分も、知らず知らずのうちにネガティブになっていきます。

逆に、ポジティブな波動の人たちといることで、自分もポジティブになれることも多々あります(決して無理してでもポジティブになれ、という話ではありませんよ！)。**自分自身がどうありたいかをはっきりさせておくことで、周りに集まる人や情報は変わっていくのです**。常識で考えたら無理だ、と思うようなことでも、「絶対なんとかなる！」という波動でいれば、なんとかなるように導いてくれる情報が集まってきたりするものなのです。

例えば、知り合いのAさんが家族で海外旅行をする予定を立てていました。しかし出発前夜、なんと子どものパスポートの期限が20日しか残っていないことに気づいたのです。目的地の国は、パスポートの残日数が3カ月以上ないと入国できないと決まっています。旦那さんは、「無理だよ、仕方ないから諦《あきら》めよう」と言ったそうです。しかしAさんは、「窓口でなくて前夜に気づいたということは、何か突破口があるからという導きのはず」と、落ち着いていました。すると、手を尽くさずとも必要な情報が目に入ってくるのです。その結果、詳しくお伝えできないのが残念ですが、なんと無事に旅行ができたのです。

「絶対無理」という波動でいたら、「無理」の波動と共鳴してしまうので良い情報は入ってきませんが、**「いける!」という波動でいたからこそ、〝いける情報〟が目の前に現れたのです。**

あとから考えたらどうしてあんなことができたのかわからない、ということがあります。そういう火事場の馬鹿力は、波動が共鳴していたからこそ開いた扉なのです。

もう一つは、私の息子の例です。彼は小さいころから、誰の子なの？ と聞きたくなるほどポジティブです。サッカーが大好きで、8歳のころには「海外でプレーする選手になる」と言っていました。私も夫も、海外のチームとコネクションなどありませんし、行けたらいいね、くらいのことを言っていました。

しかし、彼が9歳のとき、スペインで練習する機会をいただき、それ以来毎年、年に2、3度ヨーロッパへ遠征するようになったのです。そしてついに、高校卒業前に、海外移籍を果たし、サッカー選手として夢の舞台でプレーできるようになりました。息子の意志が波動となり、コーチやチームと共鳴した結果です。

そうやって、〝イケてる波動〟を放っていればイケてる結果に共鳴し、ダメな波動であればダメな結果、感謝の波動にはさらに感謝できることが共鳴してくれるのです。

波動が自然（宇宙）と同期していくと、宇宙の法則がストンと調和されている状態になります。そうすると、**無理に行動を起こしたり、がんばったりしなくても、物事**

がすんなりと運ぶようになります。

一人一人それぞれに振動数があり、その振動数が自然（宇宙）の振動と調和がとれていると、エネルギーは高くなります。反対に、自然と調和せず、顕在意識のエゴや欲望で生きていると、本来の高次元存在と響きあう自分自身の波動ではない状態になってしまいます。「自分の力でがんばる」「なにがなんでもコントロールする」「我《が》（エゴや低我と呼ばれる状態です）を貫く」といったスタンスでいたり、欲望だけを強く押し出している状態だと、波動は宇宙とは同期しづらくなってしまうのです。

それどころか、自分にとって望ましくないものや状況と共鳴することが増えてしまいます。昔の私のように。

そして、大自然との同期・調和をするためにも、フラワーエッセンスは絶大な力を発揮してくれるので、使わない手はないのです！

しかし、実は注意すべき点もあります。

それは、**結果に執着しないこと**。

結果を気にしすぎてしまうと、波動も固着してしまいます。結果にこだわる執着は、自分には「ない」という前提を強めていきます。執着とは、固執してとらわれることです。固くどこかにくっついて離れない状態になってしまい、物事がすんなりいかなくなるのです。手をグーに握り続けていては、何も新たに受け取れないように。なので、手のひらを開いて、「こうなりたいな」という明るく楽しいイメージとテーマさえ決まれば、あとはただ楽しく過ごしていれば、忘れたころには環境も自分もすっかり変わっていたりします。

階層を変えれば、見える世界が変わる！

波動＝意識をイメージしやすくするため、透明なエレベータに乗っていると想像してみてください。

1階から外を見ると、大きな岩が視界を塞《ふさ》いでいたとしましょう。1階にいるままだと、「外が見えなくて不快」「何が起きているかわからなくて不安」と感じてしまいます。この岩が、私たちが抱えている問題です。

でも、行先階ボタンを押して10階に上がってそこから外を眺めれば、岩が実際はどんな大きさなのか、どうして岩がそこにあったのか、そして岩の向こうにどんな世界が広がっているのかがわかります。1階に閉じ込められている人たちがどうすれば外に出られるか、そのルートも見えるようになるでしょう。

これは一つの例えではありますが、この階層こそ、意識波動の高さだと考えてください。**階=意識波動が上がれば上がるほど、物事の全容がわかるようになります。**視座が変わるとも言えます。

波動が変わると、見える範囲もがらりと変わります。1割しか見えないのと8割が見えているのとでは、生きやすさも安心感も、まるで変わりますよね。逆に、安心することで、1階に閉じ込められて不安に苛《さいな》まれている波動とは同調せずにすむのです。その人たちに手をさしのべて、脱出させることもできるわけです。

波動を上げるにはいろいろな方法がありますが、一つには波動が高い人に会うことで共鳴効果を得ることができます。

ただ、この場合、受け取る側もある程度の波動でないと、共鳴は起こりづらいのです。素直に受け取ることができる人は早々に波動が変化しますが、頑固さや執着が強い場合は共鳴は難しくなります。ひょっとすると、無意識に自分の弱さが浮き彫りにされてしまうから、自覚はなくとも何となくもう会いたくない、という気持ちになってしまうかもしれません。また、波動の高い人と会っている瞬間はいいけれど、一人になるとまた元の波動に戻ってしまうことも多いため、なかなか良い波動が定着しないのが難点です。

瞑想《めいそう》も良い手段と言われます。しかしこれも素人が思い立ってやろうとしても、なかなか集中できなかったり、逆にぐるぐると嫌なことを考え続けてしまったりして、逆効果になることすらあります。

それに比べ、**フラワーエッセンスは、好きなときに、何度でも、自由に使うことができます**。副作用もないので、欲しているだけ飲んで大丈夫です。

人それぞれに1日何回、何滴飲むといい、という目安や表記はありますが、喉が渇いたら水を飲みたくなるように、フラワーエッセンスが必要だと感じたときはいつでも使っていいのです。もちろん、波動の定着をさせるためにも、最低限の回数は飲むことをおすすめします。

頭では変わりたいと思っていても、本当は変わることを拒否していることがあります。そんな場合は、変容にも時間がかかります。顕在意識と潜在的な無意識には、ギャップがあるのです。

わかりやすくお金を例にあげましょう。

「お金持ちになりたい」

「豊かになりたい」

と思っていたとします。「ではお金持ちのイメージは？」「お金っていったい何？」と100個くらい書き出していくと、どこかに必ず否定的なことが出てくるのです。「お金持ちはケチだ」「お金持ちは悪いことをして儲《もう》けている可能性がある」「お金持ちは人から嫌われる」とか、「お金はケンカのもとになる」「お金（大金）は人や人生を狂わせる」といった具合です。

では、あなたは嫌われ者になりたいですか？

悪いことをしたいですか？

ケチケチしたいですか？

家族とケンカしたいですか？

人生を狂わせたいですか？

そう尋ねていくと、ほとんどの方はノーですよね。

こういったマイナスのイメージ、もしくは思考、価値観、信念はすべて思い込みなのですが、こんな

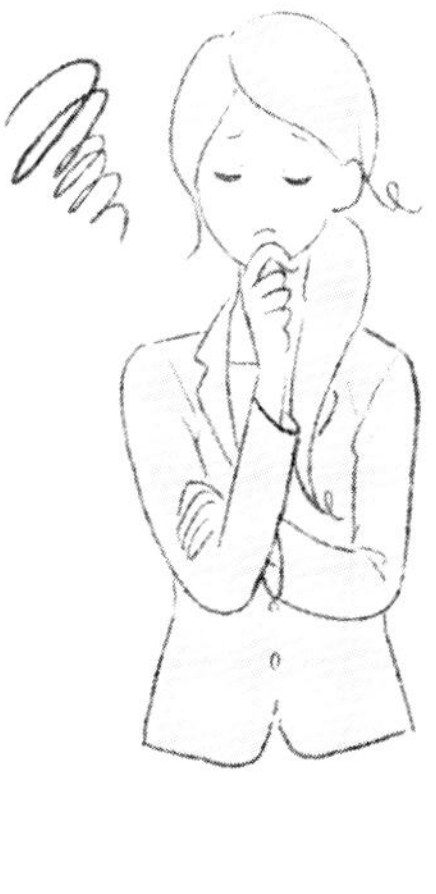

思い込みがどこかにあれば、無意識では「お金持ちになること」を望んでいないことになってしまいます。その思いが、現在の経済状況に影響しているのです。

こういった、自分の理想や目標に不必要な価値観がなくなるほど、お金で悩むこともなくなっていきます。

フラワーエッセンスは、この自分の理想にとって不要な価値観、世の中の見え方、とらえ方に気づかせてくれたり、知らないうちに変えてくれていたりします。

自分自身の波動が変われば、同じ事象でもとらえ方は変わります。眼鏡のレンズについていたホコリや汚れや色が取れれば、世の中はキレイにクリアに見えるようになるでしょう。ホコリで目詰まりした網戸越しに外を見ても、汚れた景色がぼんやり見えるだけになってしまいます。エアコンでも、フィルターを掃除したり取り替えたりすれば、効きはぐんと良くなりますよね。

そういったものと同じで、思考や信念、感情のホコリ取りとでもいうべきこの工程を経ることで、事実が事実として見えるようになり、トラブルが起きたときでも被害者意識や、過剰な罪悪感を抱くこともなくなり、不要にストレスを感じたり、落ち込むことが減るのです。

本来の自分の波動に戻って、クリアな眼鏡、クリアなフィルターを通すことで、自分自身の感覚で生きることができます。

フラワーエッセンスは、その人らしく自分の使命を生きるようにしてくれる、大自然からの贈り物です。

フラワーエッセンスを使って波動が変わると、本来の自分自身の波動で生きられるようになっていくので、必要な情報が入ってくるようになります。

自分でも忘れていたけれど昔やってみたかったことの講座が突然インターネット広告に出てきたり、そんなことに関心はないと思っていた友人からエネルギーワークのセッションに誘われたり。今まで見落としていた看板が急に目に入って、習い事を新しく始めるかもしれません。ヨガをしたくなったり、ボディワークを受けたくなったりするかもしれません。

こういったことは、波動変化を加速させるために必要なこともあれば、今後自分の使命を生きていくために必要なスキルだからあなたの前に現れた可能性もあります。

私もそうでした。

どちらにせよ、**本来の自分の波動になっていくと、必要な情報は探さなくても向こうからやってきてくれるようになるのです。**

本来の自分波動で生きればラッキーだらけ！

では、本来の自分の波動でいるとどんないいことがあるのでしょう？

あなたの周りに、**「なぜかわからないけどいつもラッキーな人」**はいませんか？

なんであの人だけいつもツイているのだろう。あの人ばっかり良い思いをして、ズルい！ と言いたくなってしまうような人です。

実は私も、フラワーエッセンスで本来の自分の波動に戻っていく過程でそんな「なぜかいつもラッキーな人」の仲間入りをすることができました。しかも、妬《ねた》まれたりもしません（笑）。

以前はラッキーな人を見ると「あの人だけズルい！」と思っていましたし、なんであの人だけがいつも良い扱いを受けられるわけ？　と不満でいっぱいでした。昔の私はいつも怒り気味で、そんな気持ちに共鳴するように、イライラする出来事にばかり見舞われていました。オフィスにいれば、電話が何度も鳴っている中、手が空いているくせに取らない人を見てはイライラ、仕事をしていない人のせいで皆が帰れなくなっているのに、その当人が早く帰れないことへの不満を口にしているのを見かけてイライラ。自分のミスではないことでお客様に怒られて、謝りながら理不尽さに涙が出そうになったり、自分を信じてくれたクライアントさんから大きな案件をいただいたのに「お前には早い」と上司に担当を変えられて、悔しさに眠れなかったり……。

どうして自分ばかりがこんな目に、と思う毎日でした。

しかし、フラワーエッセンスを使っていくうちに、周囲に対する怒りがなくなっていきました。むりやり我慢するようになったわけではなく、不思議なほど、怒りたくなるような出来事が起こらなくなったのです。

いつも穏やかで、今までどうしてあんなにいつもイライラしていたのだろうと自分で驚くほどでした。

同じような状況になっても、自分の世の中の見方がすっかり変わっていました。

波動がニュートラルに戻ることで、被害者波動から脱出できたのです。

〝被害者〟になっていると、自分の不遇な境遇を人のせいにして、どれだけ自分が不幸でツイていないかを滔々《とうとう》と語り、またさらにネガティブな波動を強くして同じパターンを繰り返し生きることになります。

でも、パターンが変われば、普段の生活で嫌なことが起こらなくなっていくのはもちろん、理不尽に感じることも起きませんし、人に対して嫌な気持ちにもなりません。

同じ量の仕事でも、なぜかスムーズに進んであっという間に終わってしまったり、家族に対しても穏やかでいられるので家の中の雰囲気が明るくなったり、お金の不安もなくなり、気も急かなくなり、無理に人脈を築こうとしなくても必要なときに必要な人が現れたり、地に足がついていくので焦ることがなくなったり……。

例を挙げればキリがないほど、「良い気分」で生きられるようになります。

まさにストレスフリーの〝ごきげんな人生〟になっていきます。

私の場合、波動の変化は旅先で大いに実感することができました。

怒り波動、被害者波動、高慢波動に満ちていたときは、韓国のソウルで手を挙げてタクシーを停《と》めたら、割り込んできた現地の人がその車に乗り込み、とっとと走り去ってしまったことがありました。一瞬唖然《あぜん》とした後、ものすごい怒りがこみ上げてきました。タクシーを停めたのは私なのに！　と。まさに被害者波動、怒り波動のループです。

ところが、**感謝の波動になると、状況は一転します。**同じくソウルでタクシーに乗りたかったのですがそもそも来る数も少なくどうしようかと思った矢先に、韓国人の女性が近づいてきてジェスチャーで「タクシーを停めたいの？」と聞いてくれます。そうなの、と頷《うなず》いていると、彼女があっという間にタクシーをつかまえてくれました。心から感謝の気持ちがあふれてきました。同じ国の同じ町での同じような状況でも、波動が変わるとこんなに違うのかと驚きました。

中国に行ったときも、中国語も話せない上、携帯が使えなくてグーグル検索もできずどうしようかとオロオロしていたら、赤ちゃんを連れた中国人女性がタクシーを停めてくれて、無事に目的地に行くことができました。

感謝波動でいると、ピンチのときに絶対に救世主のような人が現れて助けてくれるのです。そしてまた感謝があふれて、感謝スパイラルになります。

一人でフランスに行くときも、成田で離陸時間が4時間延び、ロンドンでの乗り換えが間に合わないことが決定的になってしまいました。英語も話せないのにどうやって一人でトランジット便の変更手続きをしたらいいのか……と不安になりながらもロンドンのヒースロー空港に降り立つと、なぜかロンドン在住の日本人女性が「あなた一人旅？」と話しかけてくれました。しかも、声をかけてくれて、一緒にいてくれるだけでも心強いのに、

「今からはもう家に帰るだけだから、あなたの乗り換え手続きやってあげるわ」

と、私を先導してカウンターへ連れて行ってくれました。

係の人に英語で「どうしても今日中に行かないといけないから優先的に乗せてあげて」と言ってくれたらしく、ささっと手続きを行い、代わりの便のチケットを取ってくれたのです！

翌朝早朝からパリで仕事が入っていたため、どうしても当日中に行かなくてはならなかったのですが、実はその日、パリ行きの便は残り1便しかなく、彼女の助けがなければたどり着けませんでした。私一人だったらヒースロー空港でうろうろして終わってしまっていたことでしょう。ありがたさで胸がいっぱいになりました。

他にも、飛行機に乗ると満席のはずでもなぜか私の隣は空いていることがほとんどで、エコノミークラスでもゆったり旅ができています。ＬＣＣの格安フライトだと席の指定には追加料金がかかりますが、なぜか無料で希望を聞いてもらえることも多いのです。まったく同じ便に乗った知人は「通路側が良いと言ったら指定料金を取られた」というのに。知人も「波動よね」と言ってくれて、楽しい旅になりました。

プチギフトをなぜか私だけ二つもらえたり、「ブランケットをもう一枚貸してほしい」と言ったら笑顔で快く貸してくれたのに、その後ほかの人が頼んでいると嫌な顔をされていたり断られたりしているのを目撃したのも、一度や二度でなく何度もありました（よかったら使ってくださいと、とお譲りしましたが……）。

飛行機が欠航になったときも、私は翌日の一番便利な時間帯に振り替えてもらえましたが、同じ便に乗る予定だった方は２日後の夕方の便しかないと言われていたり……。

以前私が「ズルい！」と思っていたような〝なぜかラッキーな人〟に、今や自分自身がなっている自覚ができるようになりました。きっと昔もいろいろ人にしていただいていたのに、私の被害者意識と、人一倍強かった欲求のせいで不満ばかりにフォーカスしてしまっていました。感謝できることがたくさんあるのに、見えていなかったのですね。

自分の外側に見える世界は、自分自身の内側から出る波動で形作られていきます。

だから、被害者波動、高慢・傲慢《ごうまん》波動でいると、僻《ひが》みたくなったり、妬《ねた》みたくなったりする出来事ばかりが起きてしまうのです。さらに、「自分はよく怒る人間だ」「被害者だ」「人を妬んでしまう」と、自分にレッテルを貼ってしまいます。自覚するのは大切なことですが、それは本来の自分自身ではないことを思い出さなくてはいけません。

人の本来の波動は「至福波動」です。至福波動とは、愛と感謝の心にあふれる波動です。それ以外のネガティブなものは、本当は自分自身のものではなく、輪廻転生を繰り返す中でくっつけてきてしまったホコリのようなものなのです。

ですから、**本当は「波動を変える」のではなく、ホコリを落として、本来の自分自身が持つ波動に立ち返っていくのです。**そうすれば、毎日を快適に過ごせるようになります。フラワーエッセンスが、その手助けをしてくれます。

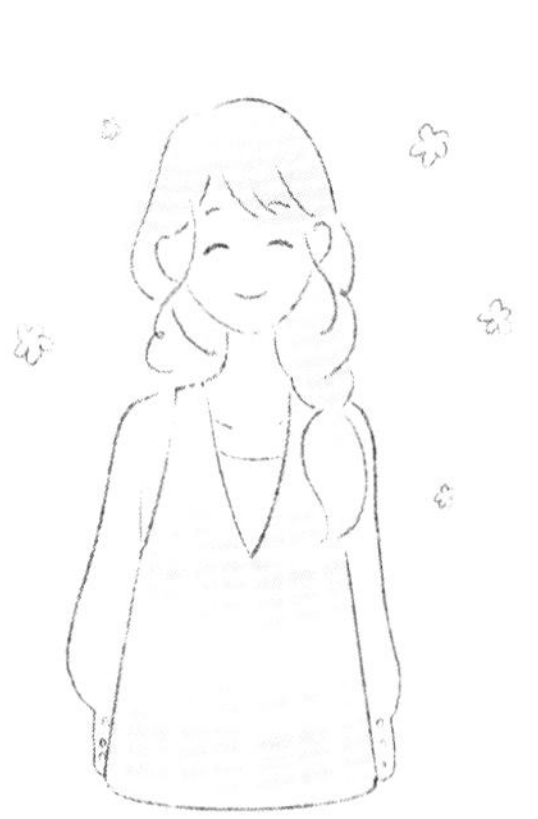

必要なときに、必要なものがやってくる！

「フラワーエッセンスって、ドラえもんのひみつ道具みたいなものなのです」

そういうと、ほとんどの生徒さんはぽかんとした顔をします。

かつての私は、自分の生い立ちも人生も、大嫌いでした。両親のことも尊敬できず、環境を呪《のろ》い、自分自身を呪っていました。気丈なフリをしないと生きていけなかったから、決して弱さを見せないように、いつも強気で、張り詰めていました。

それがフラワーエッセンスを知って、使いはじめて以来、必要なもの、必要な情報が必要なときに必ず入ってくるようになり、無駄なく人とのご縁も広がって、心身ともに豊かで穏やかな生活ができるようになりました。

まるでドラえもんがポケットから必要なものを次々と取り出して助けてくれるのと似ていませんか？

願いを叶えて助けてくれる、そんなドラえもんのようなフラワーエッセンスの中でも「豊かさ」にフォーカスしたものがあります。それは、**世界で一番売れているフラワーエッセンス、「アバンダンスエッセンス」です。**生徒さんや、カウンセリングでおすすめした方たちから、こんな反応がありました。

「このエッセンスで1カ月の収入の桁が変わりました！」

「500万円臨時収入があった！」

「前から希望していたけれど人気で難しいと思っていた方に、商品のイラストを描いてもらえた！」

「コラボしたいと思っていた方から突然メールを頂いた！」

「会社で臨時ボーナスが出た！」

「他の人は昇給していないのに、自分だけ昇給した！」

「なぜか心地よいお客様の担当になり、仕事が楽しくなって夢中でやっていたら、ボーナスが上がった！」

「アイデアが浮かんでそれを形にしたら、仕事の依頼が来た！」

「好きな写真の仕事ができるようになった！」

などなど。〝豊かさ〟にまつわるさまざまな良いことが起きた人がたくさんいます。

（ただし、「アバンダンスエッセンスを使えば必ず豊かになる」というわけではあり

ません。後述しますが、自分に合ったものを選ぶことが大切です）

私自身も、アバンダンスエッセンスのおかげで思いがけない驚きの体験をしたことがあります。

以前、とある作家さん（仮にT先生としますね）の名前がなんとなく目に留まり、著作を購入し、ブログも読者登録をしました。とても読みやすくわかりやすい内容だったので、ほかの本も買い集め、片っ端から読んでいました。その方のセミナーに行ってみたいと思いましたが、近日中には開催予定もなかったので、また機会があれば、くらいの気持ちでいました。

そんなとき、私のブログに読者登録してくださった方があり、なんとなく気になってどんな方かチェックしてみると、なんとT先生のお弟子さんだと書いてあるではないですか！　私のブログには、T先生に関することはひと言も触れていなかったので、まったくの偶然です。そのお弟子さんがセミナーをされるというので、参加してみたところ「今度T先生の勉強会をするのですがスタッフとして手伝ってくれませんか？」

と声をかけていただきました。そうして、「いつかお目にかかってみたいな」と思っていたT先生と、とんとん拍子にスタッフとしてお会いできたのです！

しかも、勉強会前に皆でT先生を囲んでの食事会があり、そこで「ひろみさんは初参加だから」と皆が気を使ってくださって、T先生の隣に座らせていただきました。

いろいろと先生とお話ししているうち、T先生は「ひろみちゃんの近くにいると、良いエネルギーとつながりやすい。君は歩く神社、歩くパワースポットみたいな人だね」と言ってくださいました。私がどんな仕事をしていて何者であるかも知らないうちにそんなことを言っていただけて、エネルギーや波動がわかる人にはわかるのだなあと感動したのを覚えています。それから「仕事は何をしているの？」と聞いてくださり、その日は和やかにお話をして、勉強会も大盛況のうちに終わりました。

それから数日後、自分の講座が終わってスマホを見ると、ブログにメッセージが来ていました。T先生からです。

「僕の講座で、サブ講師をしてもらえないかな」

とオファーをくださったのです！

こんなことが、アバンダンスエッセンスを飲んでいた期間に起きたのです。「こう動こう」「ああしよう」といった、頭での戦略は一切なし。ただ流れに身を任せていただけで起きた、奇跡のような体験でした。

セミナー終了後、T先生と「稼ぐとは何か」というお話をしました。

T先生は私に**「稼ぐとは、ひろみちゃんの魂が喜ぶことをして得られるお礼なんだよ」**と教えてくれました。

実は私は、もともと「稼ぐ」という言葉に良い印象を抱いていませんでした。どこか、「お金儲けのためだけの〝似非《えせ》スピリチュアル系〟の人と一緒にされたくない」という思いがあったのだと思います。

でも、**稼ぐことは決してエゴを喜ばせるものではなく、魂を喜ばせるものなのだと理解できたことで、悪いことではないとわかったのです。**私にとって魂が喜ぶということは、使命を歩むことなのだと明確にビジョンとして見えました。必要とされ、感謝されたその形としてお金が入ってくるということがわかり、私の中の偏見が取り除かれました。そのために波動が変化し、ブロックが外れてお金が入ってくるようになったのです。

フラワーエッセンスは、必要な人と出会い、必要なメッセージをもらえたりしながら物事の見方を自然に変えてくれるツールであり、「〜すべき脳」「〜せねば脳」「勝ち負け脳」からあなたを解き放ってくれます！

その月から、私の収入はけた違いにアップしました。何が変わったか。私の波動が変わったのです。

エッセンスが作用して波動が変わると、まずは自分の内側が変わります。自覚はなくても、こんな状況が周りに表れてきますよ。

・外側で起きる事象が変わる
・見える景色が変わる
・聴こえてくる話や、人から言われる言葉が違ってくる
・周りの人が優しくなる
・以前は言いにくくて言えなかったことをなぜか聞いてもらえる

・自分だけなぜか優遇される（けれど妬まれない）

こんなことが、当たり前に起きるようになるのです！

作用の仕方はさまざまです。人によっては、ジムに行って体を鍛えたくなったり、整体を受けたくなったり、ダンスしたくなったり、ヨガを始めたりと、肉体調整をしたくなるかもしれません。これは、自分の波動を変えにくくしているエネルギーが体に溜まっている場合、波動を早く変えるために必要なプロセスだからです。

また、人によっては、以前から気になっていたけれどなかなか行動に移せなかったことができるようになるかもしれません。何かの講座に参加して、自分が講師になり話すようになるかもしれません。そんな大袈裟《おおげさ》なことでなくても、お世話になっている人からの学びがあったり、めんどうだと思っていた研修や、苦手な上司や先輩からの言葉がこれまでになく響くかもしれません。

フラワーエッセンスを愛用している方であってもこの過程に気づかない方も多くい

らっしゃいますが、実は、そんなさまざまなことに感謝があふれた瞬間から、人生ががらりとシフトしていくのです。

すべては愛であるとわかりはじめたとき、自分が豊かさに満ちあふれていることが自然と自覚できるようになっていきます。

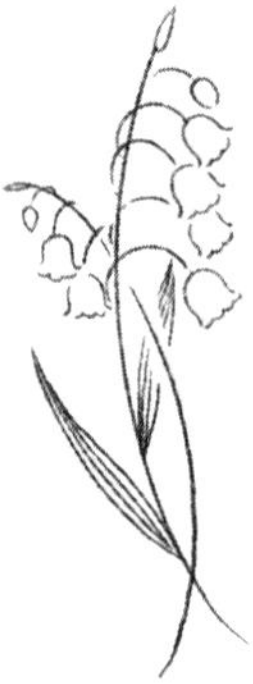

chapter 2

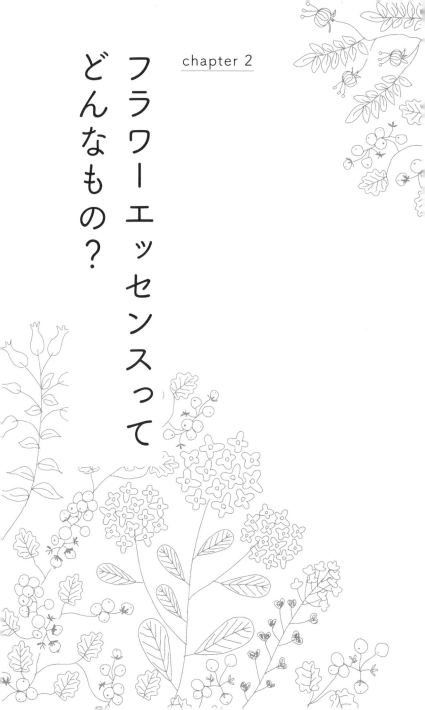

フラワーエッセンスって どんなもの？

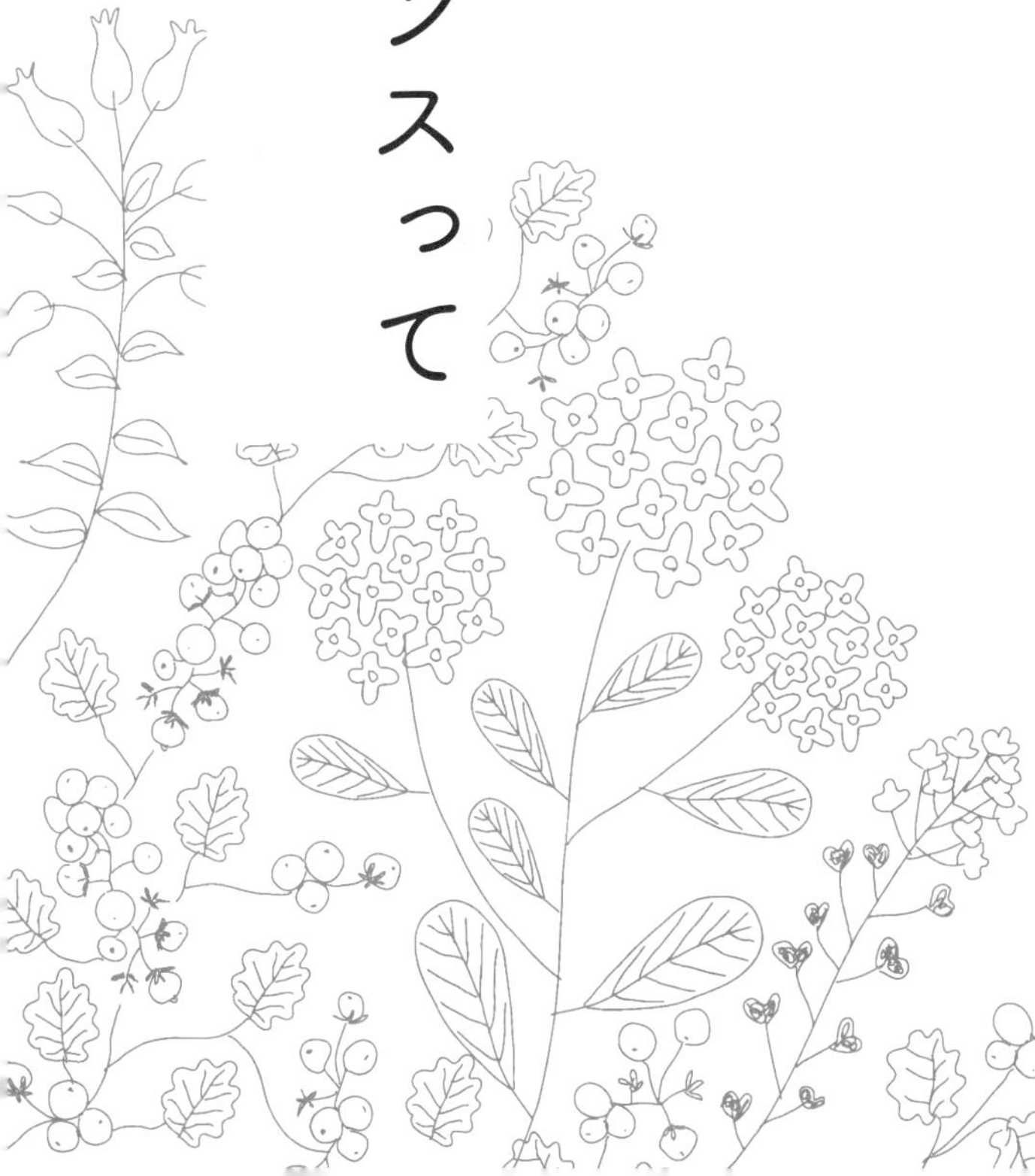

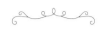

フラワーエッセンスはどうやって作られるの？

フラワーエッセンスは、大きく分けて次の三つの手法（メソッド）で作られます。

①太陽光を使う「サンメソッド」
②煮沸する「ボイルメソッド」
③花を摘まない「チャネリングメソッド」

一つずつご紹介しましょう。

◆サンメソッド

サンメソッドは、その名の通り、**太陽の力を借りてつくるフラワーエッセンスです。**雲で太陽が隠れていない穏やかな日に、美しく咲いているお花を摘みます。

そして、人があまり来ない場所（人のエネルギーが最小限の場所）で、湧《ゆう》水《すい》を入れたクリスタルのボウルにお花を浮かべます。水面をまんべんなくカバーできる程度のお花が必要です。

大地にボウルを置き3時間程度太陽光に当てると、お花のエネルギーが湧き水に転写されます。

お花を取り除いた後の水に同量のブランデーを加えたものが、「マザー

ティンクチャー」と呼ばれる母液です（「マザーリキッド」と呼ばれることもあります）。

お花を摘むときは、午前9時ごろまでに、お花に許可を得てから摘ませていただきます。また、プロデューサー（作り手）のエネルギーがお花についてしまわないよう、手で直接触れないようにして摘みます。あるブランドの販促DVDを見たとき、プロデューサーが手で無造作に摘んだお花をボウルに投げ入れていましたので、稀《まれ》にそんなプロデューサーもいるのかもしれませんが……。

太陽光に当てる前に、お花に意識をチューニングして瞑想《めいそう》します。ラジオ局を選ぶときダイアルを回して周波数を合わせていましたね。そんなイメージです。プロデューサーの波動ではなく、お花の周波数に意識を合わせることで、そのお花の波動はどんなものなのかもわかり、品質の高いマザーティンクチャーができます。周波数に合わせるために、プロデューサーによってはそのお花のスケッチをしたりします。

3時間ほど経つと、キラキラと光が反射します。待っている間も、人影や木の影がボウルの上にかぶらないように注意が必要です。お花をボウルから取り除く際も、影がかぶらないよう、また、手が湧き水に触れたりしないように注意が必要です。取り除いたお花にも十分感謝し、花の精霊にも感謝します。プロデューサーによっては、お礼に、感謝の気持ちを込めた石など、何か自然のものを土に埋めることもあります。

この一連の行いが穏やかになされて、一つのお花のマザーティンクチャーが出来上がります。その数滴を小さなボトルに入れたものが「ストックボトル」と呼ばれ、「フラワーエッセンス」を購入すると私たちの手元に届けられるボトルです。

「自分でもできそう！」と思われるかもしれませんが、やってみると非常に難しいことがわかります。まず人があまり来ない良い波動の場所は、高い山の上だったりしますし、天候が変わりやすく瞑想中に雨に降られて台無しになったり。美しく咲いているお花を見かけ、よし明日準備を整えて来よう、と思ってやってくると、すでにそのお花が萎《しぼ》んでしまっていたり。何人かのプロデューサーにも話を聞きましたが、自分のために作るものはともかくとしても、多くの方に使ってもらって結果が出るエッセンスをサンメソッド法で作ろうと思うと、決してエゴでは作らせてもらえない、と口を揃えて言います。

目の前のエッセンスはすべて奇跡の1本であり、アスファルトで舗装された道路とコンクリートの建物に囲まれて過ごしている現代人に向けた、自然界からの贈り物なのだと感じます。

◆ボイルメソッド

ボイルメソッドは、その名の通りお花を煮出します。ボウルの代わりにホーロー鍋を使いますが、途中まではサンメソッド法と同じです。違いは、エネルギーを転写するのに太陽光ではなく火（炎）を使用することです。

火を使って湧水をボイルし、その後鍋を大地に置いて冷やして、お花を取り除いた後の湧水に、サンメソッド法と同じく、同量のブランデーを加えたものがマザーリキッド（マザーティンクチャー）になります。

土地によって太陽のパワーが強いところと、そうでないところがあります。例えば、ハワイ島、オーストラリア、イタリアなどは年間を通して太陽光が強く、晴れの日が多いです。ずっと外にいるとジリジリ肌が痛いくらいです。

それと比べると、イングランドは雨まじりの日が多く、そうでなくても雲

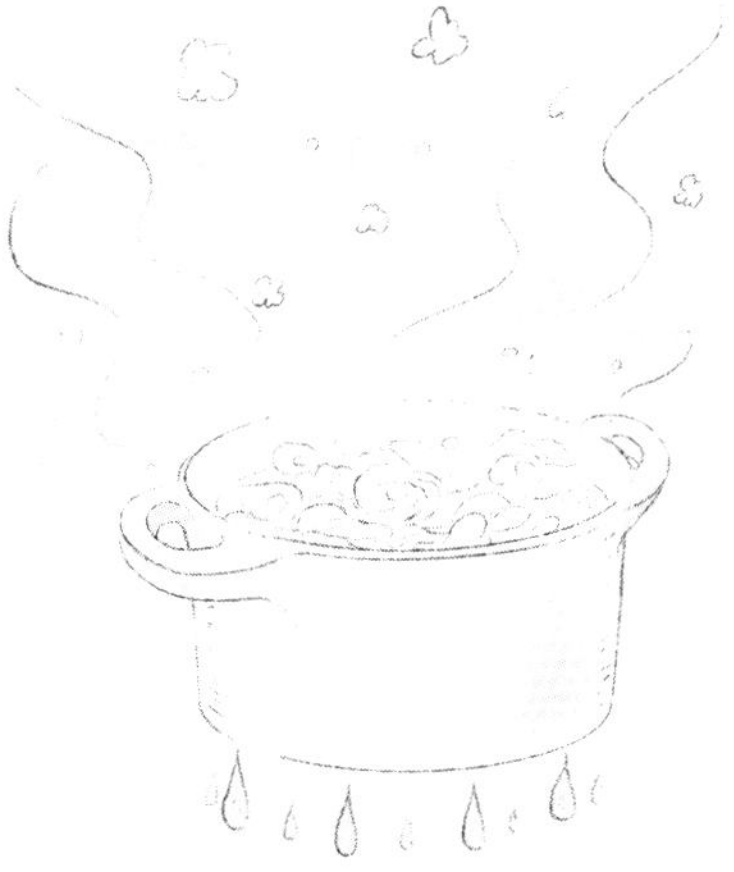

が出ている日がほとんどで、太陽のパワーは先に挙げた土地よりは強くないことがわかります。そのため、イングランドで作られているエッセンスはガツンとくるエネルギーではなく、比較的優しい波動のものが多いのを感じます。ボイルメソッドで作られるものが多く、これは植物の性質上もありますが、現地に滞在していると、気候や天候的にもボイルメソッドが一番有用なのだと納得しました。

◆チャネリングメソッド

チャネリングメソッドは、お花を摘まず、**そのエネルギーにチャンネルを合わせて、お水に転写する手法です。**

近年では、お花だけでなく、パワーストーン（天然石）などの鉱物を使ってお水にエネルギーを転写チャージするものもあります。他にも真言《しんごん》や祈りのマントラを唱えるエネルギーを転写したり、ウミガメやイルカ、クジラなどに代表される海の生物や世界中の動物、さらには高次の女神やマスターのエネルギーにチャンネルを合わせて転写したりするメソッドも生まれています。お花に限らないことから、これらを含めて「ネイチャーエッセンス」と呼ばれるようになってきています。

チャネリングメソッドで作られたエッセンスは、三つの手法の中で最もプロデューサーのエネルギーが影響します。そのため、「どんなプロデューサーによって作られたのか」が非常に重要になる点に気を付けて選択されることをおすすめします。作り手の信念、宗教観、また普

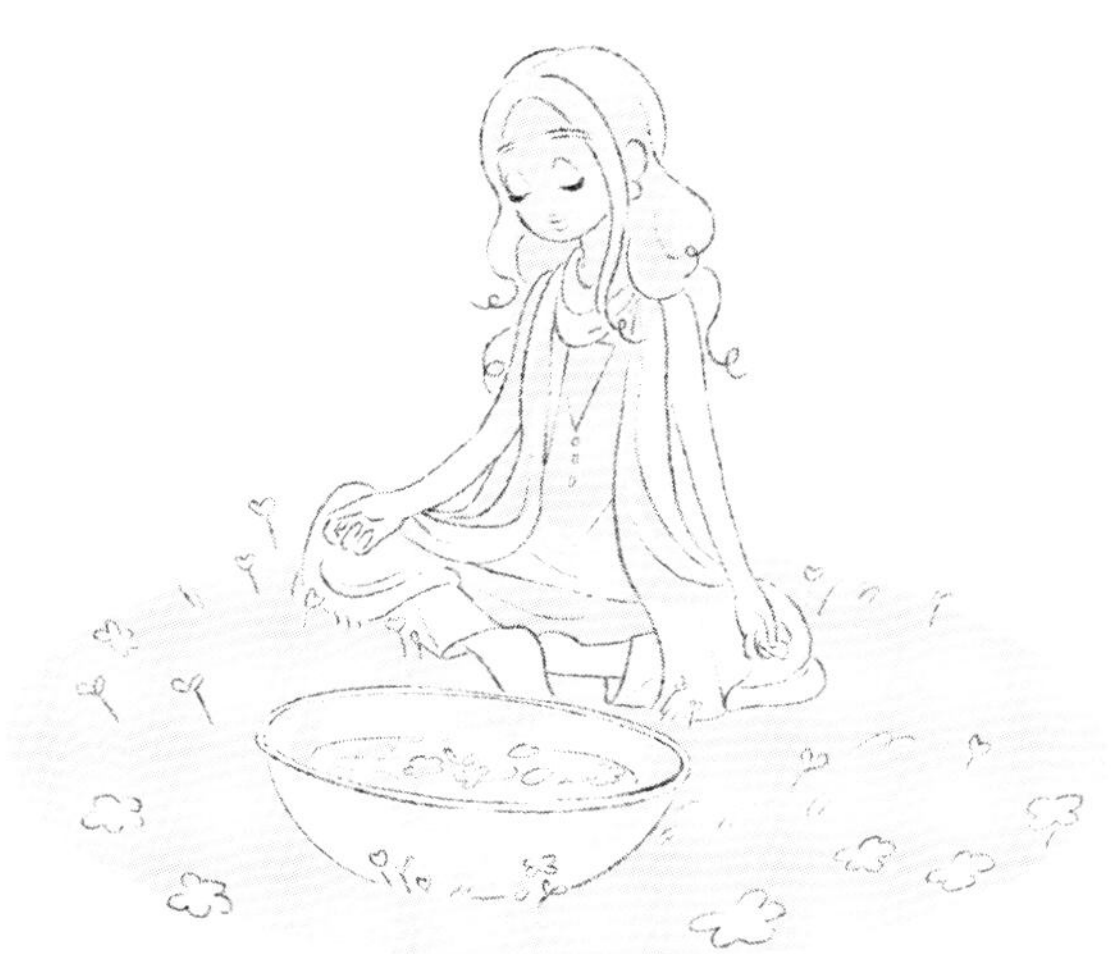

段の思考パターンが色濃く反映されてしまうからです。

以前、とあるプロデューサーが、夫婦喧嘩《げんか》をしながらエネルギーアチューンメント(チャネリングで波動をお水に転写すること)をするのを目にしたことがあります。何十本もシリーズを出しているブランドです。

楽しい会話ならまだしも、口論になるような精神状態でエッセンスボトルにエネルギーをアチューンメントしてしまえば、そのネガティブなエネルギーも確実にボトルの中にインプットされてしまいます。

作られたときのエネルギーもとっても重要!

私自身も、世界中の聖地でフラワーエッセンスを作らせていただいており、基本的にはサンメソッドで作っています。

最初のころは、受講生の方たちや友人たちから「ひろみさんも作ればいいのに！」といくら言われても、「世界中にこんなに素晴らしいエッセンスがあるのに、わざわざ自分で作る必要もないし」と思っていました。ですが、目の前で喧嘩しながらエネルギーアチューンメントをするプロデューサーを見たことで、どうやって作られたエッセンスなのかも非常に大切な要素なのだと気づかされました。もちろん普段はちゃんとしておられ、そのときたまたま、私がエッセンスを作る道も検討できるように、何かが見せてくださったのだと思います。

チャネリングメソッドは、いつでもどこでもできる手法で、私は合理的で速いことが好きなのでうってつけのように思っていました。ですが、その体験のおかげで、「もし自分で作るときは、きちんと心を整え、良い環境に自分を置くことができるサンメソッドで作ろう」と決意することができました。

フラワーエッセンス（マザーティンクチャー）をつくるとき、プロデューサーは自我が出ないように作ります。チャネリングメソッドは作り手のエネルギーが最も影響するため、時間としては最も短くできますが、ある意味最も難しいともいえるのです。作り手がエゴだらけなら、エゴのエッセンスになってしまいます。

購入する側としては、お金も時間も無駄にしないためにも、チャネリングメソッドで作られたエッセンスについてはプロデューサーの宗教観や信念、価値観などにも気を付ける必要があります。もちろんサンメソッドでもボイルメソッドでもそれは同じですが、チャネリングメソッドが最も作り手のエネルギー的な影響を受けていることは覚えておいてください。

フラワーエッセンスは「目的別」で選んでいいの？

フラワーエッセンスを使ってみると、多くの方が、**同じボトルでも毎日違う味に感**

じることに驚かれます。あるときは飲み込めないほど苦く感じたり、かと思うととても甘く感じたり、まずかったり、おいしかったり、酸っぱかったり……。**そのときの自分自身の波動によって、フラワーエッセンスの味はさまざまに違って感じられるのです。**

基本はストックボトルから直接舌下に数滴落として摂取するのですが、舌が痺《しび》れるように感じたり、逆にもっと欲しい、と思ったりします。

痺れを感じるときは、自分の中に抵抗があることが多いようです。

人は、「成功したい！」「輝きたい！」「楽になりたい！」と思いながら、実は潜在意識では抵抗していたりします。「お金持ちになりたい」と思いながらお金持ちに対してネガティブなイメージを抱いているのも、同じです。そこに必要なフラワーエッセンスが入ってくると、意識していなくても体が反応し、舌がビリビリするのです（慣れてくると、どのチャクラ、経絡に作用しているかもわかるようになりますよ）。

体験会で同じエッセンスを、同じ問題で悩んでいる10人くらいに試していただくと、ビリビリする方、すんなり浸透していく方、すごくおいしい！　という方……さまざまでです。同じエッセンスでも、人によって必要かどうか、異なります。

なので、**「この症状にはこれ！」という対症療法的な選び方は、最も効果的とは言い難いのです。**

フラワーエッセンスは決して敷居の高いものではなく、オンラインショップで手軽に買うことができます。

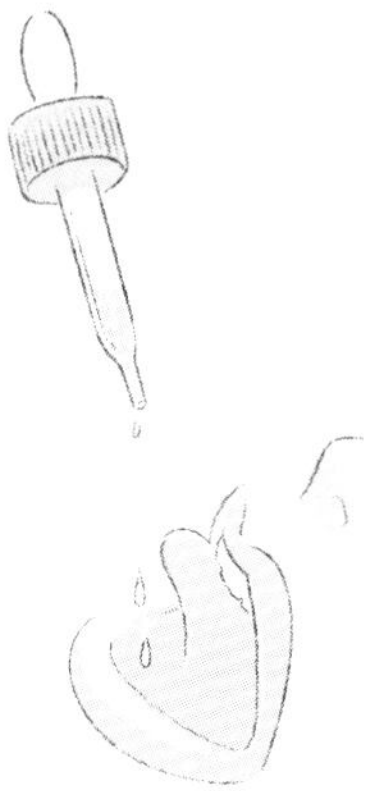

ほとんどのオンラインショップでは、フラワーエッセンスが「ブランド別」「目的別」「お悩み別」のカテゴリで分けられています。とても見やすく、わかりやすいですね。

ですが、このカテゴリから選ぶと、ある〝ワナ〟に陥ってしまう可能性があります。

例えば、あなたが金運を上げたいとします。

豊かになりたい、もっとお金が欲しい、お金が足りない日々から抜け出したい、毎日お金の心配をしなくてすむようになりたい……。

それなら、「豊かさ」を売りにしているエッセンスを選べばよさそうに思えます。

豊かさに特化しており、よく勧められるのは、前述した「アバンダンスエッセンス」。

ほかにもいくつか「豊かさ系」とされるエッセンスはありますので、その中から選んで試してみるのも一つの手ではあります。ピタリと自分に合い、奇跡が起きたように人生が好転する可能性もあります。

しかし残念ながら、数ある中から適当に選んでも、そんなにしっくりくることは稀《まれ》です。お金の不安からエッセンスを買ったのに、それによってお金を無駄にしてしまったと後悔する羽目にさえなるかもしれません。

実は、「お金の心配をしたくない」と願ったとき、選ぶべきは「お金持ちになるためのエッセンス」ではない可能性が高いのです。


あなたがもし、実際には衣食住事足りているのにずっとお金の不安があるとしたら、原因はお金そのもの以外のところにあるのかもしれません。

例えば、幼いころ、親が相続で親戚と揉《も》めているのを見てしまったような人は、

「お金があると喧嘩したり、不和の原因になる」

「お金が入ると揉めて、怖い」

と感じてしまったかもしれません。

すると、いつしか「お金は怖いもの」であったり、「お金は戦って手に入れるもの」という思い込みにとらわれてしまいます。

人と争いたくないので、大人になってもお金を無意識に遠ざけてしまったり、逆にずっと戦う道を選んでしまっていたりするのです。お金がもっと欲しいと思っていても、**潜在意識にお金にまつわる苦い経験や、怖いといった思い込みがあると、それらの思い込みの周波数に共鳴して、お金があまり入ってこない現実が形成されてしまいます。**

そこにアプローチできるエッセンスを選べば、不安は根本からなくなります。つまり、選ぶべきは、「豊かになってお金への不安を解消する」ではなく「人間関係への恐怖をクリアにする」エッセンス。人間関係への恐怖を解消することでお金への恐怖

も払拭《ふっしょく》され、結果として存分にお金が入ってきやすい環境を自分の中に整えることができるのです。

「人間関係」に関する悩みは、すべての根本にあるといっても過言ではありません。

そして、その種類は多岐にわたります。

もともとある恐れや不安がダイレクトに人間関係に出るのか、お金の問題として出るのか、また健康不安として出るのかの違いだけでもあるのです。

あなたに最適なテーマの見つけ方

相談に来てくださったAさんの例をあげましょう。

Aさんは、とても素敵な女性ですが、「彼氏ができない」というのが悩みでした。

フラワーエッセンスのショップには、「恋愛・パートナーシップ」というカテゴリがあります。彼女はそこからいくつか買って試してみたそうです。

例えば、パワーオブフラワーヒーリングエッセンスというブランドの「ラブエリクサー」という、「惚《ほ》れ薬#9」とも呼ばれるエッセンスがあります。このエッセンス自体は大変素晴らしいものなのですが、Aさんは「彼氏が欲しい！」と強く念じながら（**そもそもフラワーエッセンスを飲むとき、何かを念じる必要はありません**）、こまめに「ラブエリクサー」を飲んでいたそうです。

ですが1本飲み切っても、劇的な変化どころか、新しい出会いの一つもなかったと落ち込んでしまっていました。

「私の何がいけないんでしょう……」とすっかり意気消沈していたので、ゆっくり話を聞くことにしました。

「そもそもどうして彼氏が欲しいんですか？」

「いい年なので、そろそろ結婚したくて。親にも急《せ》かされますし」

「なるほど。どんな人がいいな、とか、その人とどんな将来を築きたいな、といった希望はありますか？」

「うーん、あんまり具体的には考えていなかったかも」

しばらく考え込んだ後、ぱっと顔を上げてAさんは言いました。

「あ、両親のような夫婦が理想なんです」

この言葉を聞いたときに、私は違和感を覚えました。

顕在意識で「両親が理想」と言うAさんですが、彼女の潜在意識は違うことを訴えているように感じたのです。

親にも急かされる、というのも気になったのでよくよく話を聞いてみると、Aさんの場合、根本的な悩みは「恋人ができない」ことではなく、「親との関係」にあることがわかってきました。Aさん自身も気が付いていないようでしたが、彼女の口から無意識に出てくる言葉に、それが表れていたのです。

Aさんの両親は、典型的な亭主関白タイプでした。お母さんはずっと我慢してお父さんの機嫌を伺い、言いなりになっていたのを幼いころからずっと見てきたそうです。

そのために、Aさんはお母さんの姿を自分の結婚後の姿と重ね、「結婚とは我慢だ」「男の人の機嫌を損ねないように立ち振る舞わなければならない」「嫁ぐなら女は我慢しなければならない」などと無意識のうちに思うようになってしまっていました。そしてその思いは、「女は損。自分が気乗りしなくても、無理にでも男性に合わせなくてはならないもの。気を使わなければならないもの」という思い込みになって、心に刻み込まれてしまっていました。

本来はパートナーシップは対等なものであってしかるべきですから、どちらかが我慢しなくてはならない必要などないはずです。どちらかが我慢しなくとも、調和できます。ですが、お母さんを無意識にお手本にしてしまっていたAさんは、知らず知らずのうちに「彼氏といるときは自分を出してはいけないもの」「恋人は自由を奪って束縛するもの」「彼氏とは、一緒にいると疲れる存在」「男って面倒くさい」と思い込んでしまっていました。

もちろん、男女問わず、こういった思い込みを抱いたまま、恋人を作って結婚している人もたくさんいるでしょうが、相手との関係が対等で、幸せを感じられているかどうかは疑問です。正直に言ってしまえば、明るく振る舞っていても心のどこかに不満を抱えていたり、我慢が普通になっている場合が多いのです。

Aさんの場合は、出会いをどうこうするより先に、この思い込みから解放される必要がありました。

いくつかのエッセンスを調合したボトルを半信半疑で飲み始めた彼女は、「彼氏を作って早く結婚しなくては」という強迫観念にも似た思いから解放されたようです。そして自分自身が結婚に対して本当に求めていることも明確になりました。

それからしばらくして、Aさんを思いやってくれる優しい人と出会い、お付き合いをすることになったと嬉《うれ》しい連絡をいただきました。

Aさんのような思い込みにとらわれている方は、少なからずいらっしゃいます。

他にも、別れた恋人を忘れられていない方であれば、新しい出会いを求めていると自分では思っていても、理想的な相手がすぐ目の前に現れていてもまったく気づけていないこともありますし、無意識下で性に抵抗がある場合、頭では恋人が欲しいと思っていてもいざとなると心も体も拒否してしまい、長続きしないような場合もあります。

はたまた、自分に自信がない人は、「私はダメな人間だから、誰かの〝特別〟になることなんてできない」「万が一恋人同士になれたとしても、いつ壊れるかわからない」と自己否定的になり、自ら恋愛を遠ざけている可能性もあります。

そんな場合、「恋人が欲しい」という目的ベースでフラワーエッセンスを飲んでも、出会いは増えたとしても根本的な解決にはなりません。そのために結局同じことの繰り返しになってしまうのです。あまりに効果の範囲が狭いのです。

だから、「目的：恋愛」のコーナーから選ぶのではなく、カテゴリを超えて選ぶことで、自分にとって「痒《かゆ》いところに手が届く」エッセンスを手に入れることができます。

chapter 3

いよいよ エッセンスを選びましょう！

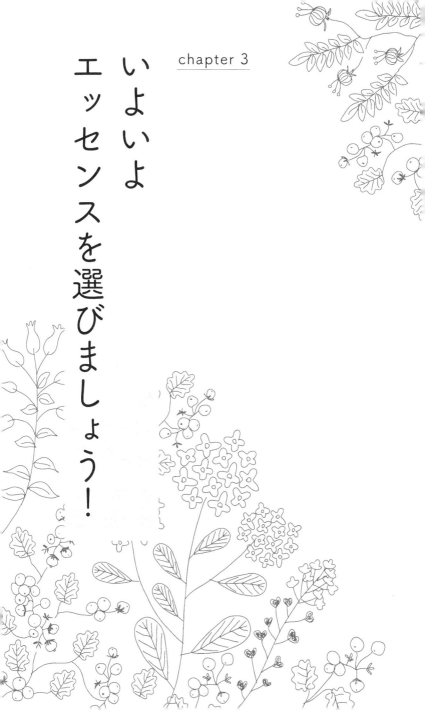

運命のエッセンスと出会うコツ

それでは、いよいよ実際にフラワーエッセンスを選んでみましょう。

難しく考える必要はありません。**エッセンスを選ぶコツは、実は「考えすぎないこと」なのです。**

情報や知識で選ぼうとすると、思考が邪魔をします。

「見えている」「知っている」情報に基づいて選ぶエッセンスには、思考を超えたレベルでの作用が少なくなるため、どうしても結果は一定レベルを超えなくなります。

もちろん、それでも十分効果的ではあるのですが、フラワーエッセンスの本領発揮とは言い難い状態です。

「頭で考えない」ことの大切さを、私は自分の息子に教えられました。

彼が小学校6年生のときのことです。息子は幼いころからサッカーが大好きで、8歳のころにはすでに「将来は海外でプレーする選手になる」と目標を定め、小学校の間に欧州へ8回くらい遠征し、練習に参加させてもらっていました。

中学に上がるタイミングで、「ジュニアユース」という年代に入ります。彼は、所属している「クラブM」から、海外遠征へも連れて行ってくれていた「クラブT」に移籍しようと思う、と言っていました。海外に強いパイプを持つチームなので、将来海外で活躍したいのなら、親としてもそれがベストだと思っていました。

ところが、申し込み最終日になって突然「やっぱり俺、そのままMのジュニアユースに行く」と言い出したのです。

えっ⁉　クラブTが甘い蜜《みつ》たっぷりなのにもかかわらず、どうして⁉　と私は戸惑いました。目の前に歩きやすい舗装された道が用意されているのに、あえてガタガタの砂利道を進もうとしているように見えたのです。

これまでも彼の意思を尊重してきましたし、そのときももちろんしてはいましたが、少し抵抗したい気持ちになってしまいました。

そこで、ペンデュラムを使ったトリニティチェックをしてみることにしました（これは、フラワーエッセンスを選ぶときにもとっても重要なチェック方法です。詳しくは後の項目でお伝えしますね）。

チェックしたところ、クラブMは、息子にとってOKだ、と結果が出ました。

親としては、あからさまなおいしい蜜が目の前にあるならそれを優先してほしい気持ちもありましたが、本人が決めたことだし、OKサインも出ているのだから間違いないだろうと納得することにしました。

ジュニアユースに入団して1年ほどたち、息子が中学2年生になる春休みの合宿で、新しいコーチがついてくださることになりました。

なんとこのコーチはJリーグの2軍の監督をしていたこともある指導のプロで、ラモス・ファビアノ氏という方でした。非常に有名なあのラモス瑠偉《るい》さんの息子さんです。ファビアノコーチは思春期の息子に寄り添い、深く理解し、伸ばす術を持っている素晴らしいコーチでした。

ファビアノコーチには、息子が高校に入ってからも個人指導していただき、そして息子はついに2022年の秋、海外チームに移籍しました。

ジュニアユースのチーム選択で、目の前の蜜につられていたら、ファビアノコーチと出会うことはありませんでした。見えている世界で判断せず、自分の感覚に従った小学6年生の息子には脱帽です。

フラワーエッセンスも同様に、西洋医学的な対症療法の処方の考え方で目に見える「効能」だけで思考し選ぶよりも、**直感に従ってセレクトするのです。それによって、思考を超えて、劇的な波動の変化をもたらし、想像する以上のミラクルを私たちに与えてくれます。**

〝トリニティチェック〟でセレクトしよう！

フラワーエッセンスを選ぶとき、一般的なセレクト方法としては、

・テキストの解説を読んで選ぶ
・エッセンスの花のカードを見て、心惹《ひ》かれたもの、もしくは苦手なものを選ぶ
・Oリングやキネシオロジーと呼ばれる、筋反射テストを使って選ぶ
・カウンセリングで言葉を拾って選ぶ
・直感で選ぶ
・ペンデュラムで選ぶ

などがあります。

さまざまなブランドが膨大な種類のエッセンスを作っているので、一つ一つ解説を読むのも大変ですし、全部買ってみて試すのも、コスト的にも手間的にもおすすめしません。カウンセリングや筋反射テストは、一人でするにはスキルが必要です。直感も、本当に合っているのかどうか不安になる人もいます。

なので、**秒で選んで最小限のコストで最短で最大のパフォーマンスを上げる方法**として私がおすすめしたいのが、先ほど少し触れた**トリニティチェック**です。

トリニティチェックは、心・身・魂（ハート・ボディ・スピリット）の三つを一体化させてチェックする方法です。

考え（思考）は含まれていません。思考がぐるぐるし始めると、自分がどうしたいのかわからなくなり、自分を見失っているような感覚に陥ってしまうからです。

「頭ではこうしたほうが良いと思うんだけど、どうしても嫌なんです……」というときは、心の声に従ったほうが良い結果になった経験は、誰にでもあるのではないでしょうか。

トリニティチェックに必要なものは、振り子のように回るペンデュラムです。お持ちでなければ、五円玉や五十円玉のように穴の開いたコインに紐を通して代用できます。もしくはペンダントなど、紐やチェーンがついていて、先がある程度の重さがあるものでも大丈夫です。

チェックは3ステップで行います。

①どんな問題や悩み、困りごとを解決したいのか↓テーマ選び＋テーマチェック
②エッセンスを1本選ぶ
②該当のフラワーエッセンスは①のテーマに合っているか確認する

このシンプルな3つのステップで、あなたにピッタリのフラワーエッセンスを選ぶ

ことができます。

フラワーエッセンス選びはテーマがすべて！

まずは①の、どんな問題や悩み、困りごとを解決したいのかを考えましょう。**トリニティチェックは、テーマ選びが最も重要です。**

なぜか同じような問題が何度も起きたり、同じようなことで悩まされたりすることはありませんか？　これは、その根本的な原因に気づくまで何度も試練を与えられている状態です。

かつての私も、思考をぐるぐるさせるばかりで、根本的な原因についてなんて考える余裕もありませんでした。とにかく今が嫌で、逃げ出したくて、逃避のために毎日お酒を飲み、レジャーで気を紛らわしていたのです。

「じゃああなたは何を解決したくて、どうなりたいの?」と聞かれても上司に対する不満や夫に対する不満をぐちぐちと言うばかりで、どうなりたいか、わかっていませんでした。せいぜい「上司が異動になって欲しい」ぐらいしか思いつけませんでした。


人は、悩んでいるときはどうしてもその波動に引っ張られてしまいます。そのため、対極の状態である「悩みがない状態」に意識が向きづらくなります。意識を向ける先をポジティブなほうにするためにも、まずはテーマをしっかり見つめることが大切なのです。テーマを決めれば、エネルギーはそこに流れ始めます。

それでは、順を追って自分と向き合っていきましょう。


まず、深呼吸を3回してください。

鼻から吸ってお腹を膨らませ、お腹が膨らんだら肺まで呼吸を入れていきます。

そして吐くときは口からゆっくりと、なるべく細く長く吐きましょう。

仰向けに寝そべって、片手をお腹に、もう片手を胸に置いて呼吸を観察するのもおすすめです。

ヨガには、シャバアーサナというポーズがあります。これは「屍《しかばね》のポーズ」を表し、仰向けで手のひらは上向きで、手足を心地よい幅に広げます。ヨガになじみのある方は、シャバアーサナで完全呼吸法を実践するのもおすすめです。

深呼吸したら、自分に問います。

現在繰り返している問題は？

悩みは？

困りごとは？

何か少しでもうまくいっていないなあ、と思うことは？

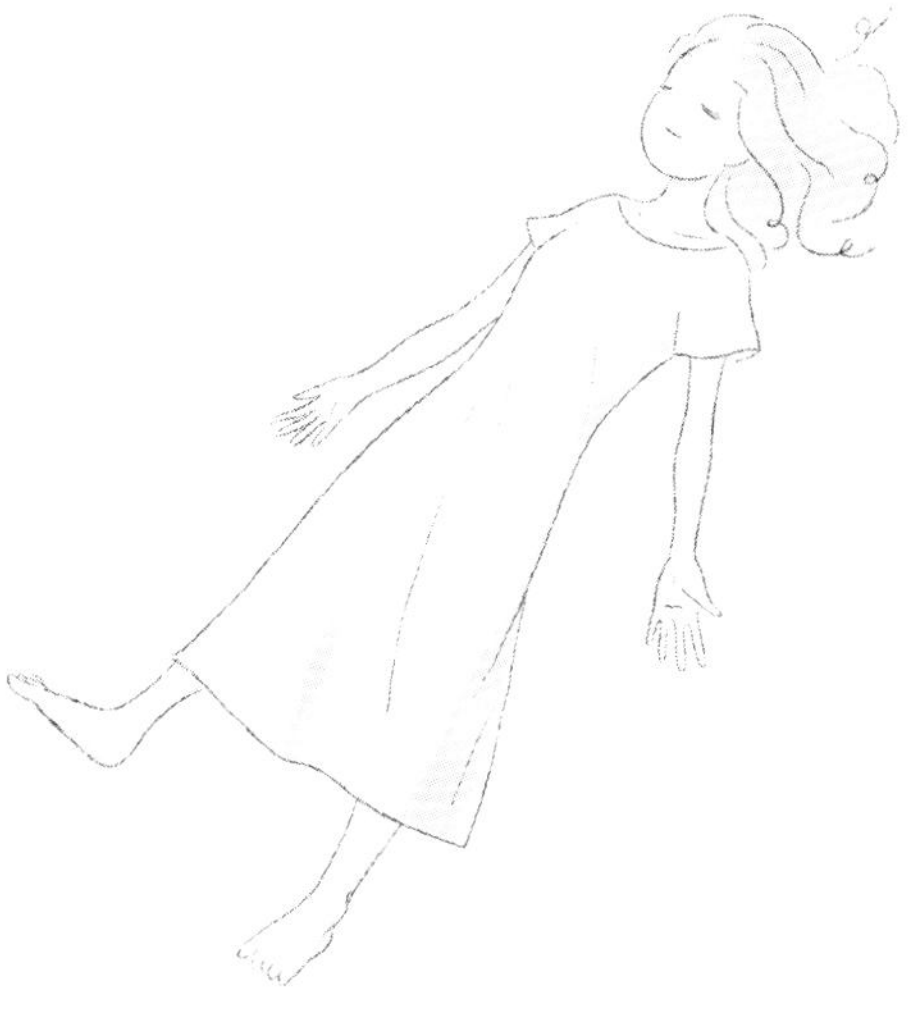

いくつか浮かんできたら、優先順位をつけましょう。そして、一番早急にどうにかしたい！　と思うことをまずはとりあげていきます。

もしくは、一番最初に浮かんだことをとりあげるのもおすすめです。

もう一度か二度深呼吸をして、また自分に問いかけます。

どうなっていたい？

どうありたい？

問題が解決したら、どうなっていると思う？

そのときの私は、どんな気持ち？

具体的な例を、Bさんの体験から見てみましょう。

Bさんは仕事で同僚とうまくいっていませんでした。ミスを自分のせいにされるなど、理不尽な目に遭って、悲しい思いをしていました。さらに誤解によって上司からも幾度も注意され、悔しい、やりきれない思いでいっぱいになっていました。腹立たしいのに、同僚にも上司にもその胸の内を言えず、嫌な気持ちや、「本当はこう言いたい」と頭がぐるぐるループしていました。

このときのBさんの問題、悩みは、「誤解されて悲しい。同僚が腹立たしい。自分はミスしていないのに、自分のせいにされたくない」です。

では、どうなっていると理想的なのでしょうか。

・誤解されたくない
・自分のせいにされたくない
・自分が悪者になりたくない

その通りですね。

でも、実はこれだと、あと一歩惜しい答えです。

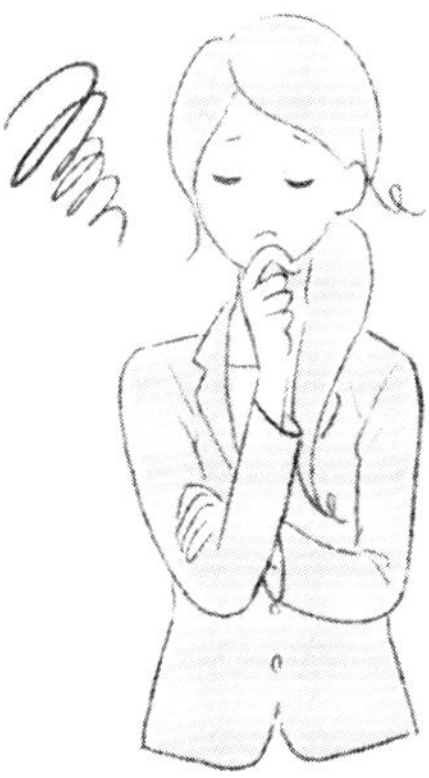

テーマを設定するとき、できるだけネガティブではない、ポジティブORニュートラルなワードを使ったほうが、好転させる力も強くなるのです。

なので、Ｂさんの場合は、

・正しいことが正しく伝わる世界
・皆が自分のことに責任を持つ世界
・誰も悪くない世界、みんながＯＫな世界

こう言い換えると、どんな感じがしますか？

呼吸が深くなる感覚や心が温かい感じ、穏やかで安心している感じ、いつも気持ちよく働けている感じがしたら、ばっちりです。

ポジティブな言葉に変換できたら、テーマを決めます。このとき、主語は「私」にします。


「私は○○○○です」

「私は○○○○しました」

「私は○○○○しています」

と、現在形、現在完了形、現在進行形にします。

「私はいつも気持ちよく仕事をしています」
「私はいつも穏やかで安心して働いています」

などなど。

もしうまく変換できなくても大丈夫です！

その場合は、最初に出てきた「誤解されたくない」のような気持ちをそのまま「私は誰からも誤解をされない自分になりました」のようなテーマにしてチェックしても、間違いではありませんからね。

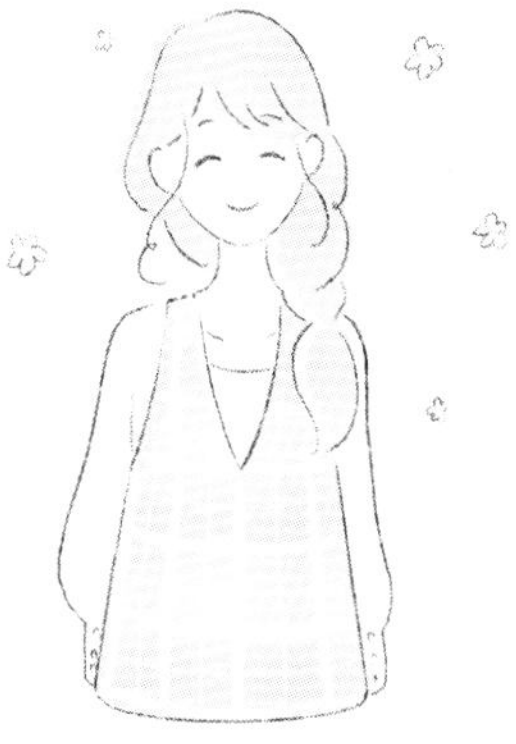

テーマが適切かトリニティチェックで確認

それでは、テーマがあなたに合っているか、チェックしてみましょう。

まずは、用意したペンデュラムの使い方から。

(これははじめての方がより間違いなくチェックできる方法なので、慣れてきたらこの通りでなくても大丈夫です!)


最初に3回深呼吸をしましょう。マインドを落ち着け、大地に足を着けるイメージでグラウンディングさせてくれます。

鼻から吸い込んでお腹を膨らませ、続けて胸を膨らませたら、口から細く長く吐きます。鼻から吐きたいときは、それでもOK! 足元にエネルギーが流れ、足が大地にしっかり着いている（＝グラウンディングされる）イメージを意識します。
イメージしにくい場合は、両肩を背中側に回すようにして、肩甲骨をぎゅっと近づけます。それからストンと肩を下ろすと、エネルギーが足元に流れていく感覚がわかります。
頭を使うとエネルギーは頭のほうへ行ってしまい、思考がさらにぐるぐるしてしまうため、腿《もも》のあたりを軽くてのひらで叩《たた》くことで、足に意識を向けることができ、エネルギーもそちらへ流れていきます。

心を落ち着けたら、ペンデュラムを手に持ち、意識をテーマとペンデュラムに集中させます（アライメント）。持ち方は自由ですが、親指と人差し指に紐を短めに持つとレスポンスが早く、どの方向にも平等に動きやすいので、初めての方や慣れていない方にはおすすめです。

続いて、自分のYESとNOの回り方を確認しましょう。

ＹＥＳとＮＯがハッキリしていることを尋ね、ペンデュラムがどんな動きをするのかを確認するのです。例えば「私はひろみです」と自分の名前を言ってみましょう。

多くの人を見ていて、ＹＥＳは右回り（時計回り）、ＮＯは左回り（反時計回り）になる方が多いようですが、人によりサインは異なりますので、ご自身のＹＥＳ、ＮＯの動きをしっかり確認しておいてください。

自分の名前→ＹＥＳ
自分以外の名前→ＮＯ
女性の場合「私は女性です」→ＹＥＳ
男性の場合「私は女性です」→ＮＯ

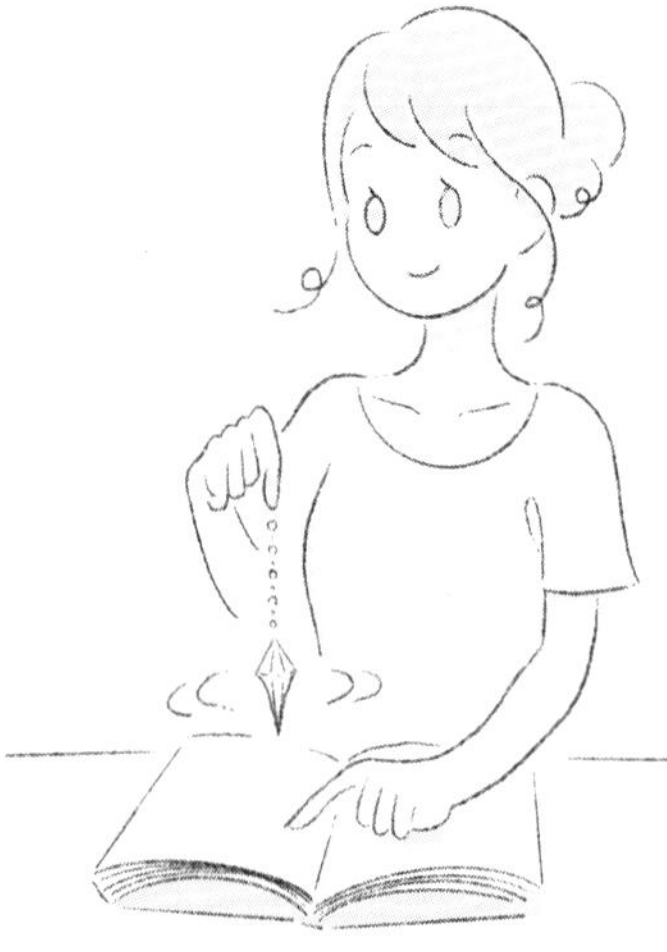

トリニティチェックのやり方動画をLINE公式で配信しています。

このYESとNOの**回転のチェックの最後は必ず自分の名前→YESで終わってください。**

もしも動きが小さすぎてわかりづらい場合は、ペンデュラムをまっすぐ縦方向に振ってから、YESとNOを再度確認してみてください。

また、体に水分が足りていない場合や、自分以外のエネルギーの影響を受けてしまっている場合もあります。きれいなお水を日常的に飲むことを心がけましょう。他者のエネルギーに影響されている場合は、**FESの「グラウンディンググリーン」というスプレーをまず使ってみてください。**自分のオーラを清めてくれるフラワーエッセンスです。とても爽快で気持ちいいスプレーです。

さて、YES、NOそれぞれで回る方向を確認できたら、いよいよテーマのチェックに移ります。

Bさんの例だと「私はいつも穏やかで安心して働いていています」でしたね。このテーマでペンデュラムがYESの方向に回ったら、エッセンスを選ぶ準備は万端です。

NOの方向に回ったら、あなたにより合うテーマがあるということなので、語尾を変えたり、言葉を減らしたり、入れ替えたりしてみてください。

「私はいつも穏やかで安心して働いています」を「私はいつも穏やかに仕事をしています」に変えてみたり、〝いつも〟を〝毎日〟に変えて「私は毎日穏やかに仕事をしています」としてみたり、〝しています〟を〝楽々○○になりました〟や〝楽しんでいます〟に変えてみたり。Bさんは「私は毎日穏やかに仕事を楽しんでいます」でYESが出ました。

これで、テーマが決定です。

知識ではなく直感で！

テーマが決まったら、エッセンスを選んでみましょう。

実際のボトルを用意しなくても大丈夫。後におすすめのブランドとエッセンスのリストを載せていますので、そこから選んでみてください。

このとき、じっくり名前を見て花の種類と効能を調べ……なんてことをする必要は、一切ありません。むしろ「直感引き」をするのが一番の近道です。

ポイントは「秒で選ぶ」こと。

目を閉じて3回深呼吸をします。心と体と魂が融合されていくことを想《おも》います。深呼吸して落ち着いたら、設定したテーマを想い描きます。

想い描けたら目を開けて、「秒」でボトルを選びます。私はいつも600本以上あるボトルの中から選ぶのですが、**よくよく考えて選んだボトルは多くの場合NOになり、なんとなくでパッパッと選んだものほど、一発でYESが出るのです。**

10年くらい前のセッションで、「今日は知識でエッセンスを選んでみよう」と試してみたことがあります。カウンセリング中に「これが良さそう」と思ったエッセンスをメモしました。しかし実際にセレクトする段階になり、念のため「秒で選ぶ」を実行してチェックしたところ、知識のみで選んでいたメモのエッセンスと一致していたのは、たった一本だけでした。

知識も大切ではありますが、知識をたくわえるのは、必要なエッセンスを自分でセレクトできて、おもしろさがわかってからでもおそくはないですよね。

セレクトしたら、先ほど決めたテーマ（Bさんの場合は「私は毎日穏やかに仕事を楽しんでいます」でしたね）を宣言して、ペンデュラムの反応を見ます。YESであればそれが今のあなたとあなたのテーマにベストなエッセンスですし、NOであればもう一度別のエッセンスを選んでチェックしてみてください。

フラワーエッセンスボトルリスト

エッセンスのボトルの種類には、

・1種類のお花からつくられたストックボトル
・いくつかのお花のエッセンスをブレンドして作られたコンビネーションボトル
（フォーミュラとも言います）
・ストックボトル、コンビネーションボトルを調合したトリートメントボトル

があります。イメージとしては、

マザーティンクチャー：一つのお花から作られた母液で、マザーティンクチャーはそのままでは使用しません。これが詰められたものが「マザーボトル」と呼ばれます。

↓

ストックボトル：マザーボトルから希釈されてボトリングされたものが、ストックボ

トルと呼ばれています。水と、ブランデーなどの保存料の入った小さなボトルにマザーエッセンスを数滴加えたもので、これが市販されているフラワーエッセンスのボトルです。

←

コンビネーションボトル・トリートメントボトル：ストックボトルから数種類を混ぜ合わせたものです。

フラワーエッセンスの力を借りるとき、セラピストに選んでもらうときはストックボトルを調合したトリートメントボトルを処方されることが多いですが、ご自身で行うときは何本も購入して調合するのは大変です。そのため、本書ではより簡単に最大のパフォーマンスをあげられるよう、コンビネーションボトルと一部のストックボトルに種類を絞ってご紹介します。

フラワーエッセンスに、小難しい知識はまったく必要ないのです。

フラワーエッセンスのブランドは世界にたくさんあります。日本にもあります。どのブランドも素晴らしいエッセンスを作っていますが、ここではご自身でフラワーエッセンスをセレクトする経験がない方や、経験が少なくて迷いのある方向けにセレクトしやすく手に取りやすいブランドを挙げています。

110ページからリストを掲載していますが、はじめのうちは名前や産地にイメージがとらわれないよう、数字で選んでみてください。そうすることで、**マインドに引っ張られずにエッセンスを選ぶことができます。**

最初に、以下のブランドリスト中から一つを選びます。AリストとBリストにわかれていますので、まずAかBかでYES、NOチェックをしてください。

YESが出たほうのリストの中から、さらにαとβでYES、NOを確認します。

絞れたら、その中から指差しチェックをして一つのブランドを決定します。

ブランドを選べたら、記載してある本数に注目してください。

例えば①オーストラリアンブッシュフラワーエッセンスの場合、「39本」とありますね。

半分もしくは10ずつや前後半で分けて、「1～20」と「21～39」のどちらがYESになるかチェックしましょう。2本以上必要な場合、どちらもYESと出る場合がありますが、まずは「1本を選ぶ」と強く意識して、1本に絞ってみてください。「1～20」がYESだった場合、次は「1～10」と「11～20」に分けて絞ります。「1～10が」YESだったらその中から直感で番号を選びます。例えば3だとしたら、3でYES、NOをチェックしてみてください。**そうして1本に決まったら、それが今のあなたの、設定したテーマに最適で必要なエッセンスです！**

	A	B
α	①オーストラリアンブッシュフラワーエッセンス　39本 ②フィンドホーンフラワーエッセンス　28本 ③パシフィックエッセンス　33本	⑧アラスカンエッセンス　24本 ⑨スピリットインネイチャーエッセンス　27本 ⑩ラブズアルケミー エッセンス　4本
β	④FES フラワーエッセンス　31本 ⑤パワーオブフラワーヒーリングエッセンス　67本 ⑥ヒマラヤンフラワーエンハンサーズ　58本 ⑦ハワイアンレインフォレストナチュラルズ　9本	⑪インディゴ エッセンス　39本 ⑫アラレタマ レインフォレストエッセンス　28本 ⑬ヒーリングハーブスフラワーエッセンス　39本

「バッチフラワーレメディー」について

「バッチフラワーレメディー」は、もともとは1936年に英国の医師エドワード・バッチ博士により開発された、心や感情のバランスを取り戻すための自然療法です。心や感情のバランスを保つことが体の健康へもつながると考えたバッチ博士が発見したこのシステムは、約80年もの間、世界中で活用されています。「バッチフラワーレメディー」という療法に使用されるのが「フラワーエッセンス」です。英国王室、ワールドカップ優勝国アルゼンチンの選手たち、特にリオネル・メッシ選手もバッチフラワーレメディーを日常生活に取り入れているとスペインの日刊紙「エルムンド」にも掲載されました。バッチフラワーに関しては多数のプロデュサー、製薬メーカーが作っているため、ヒーリングハーブスフラワーエッセンスを本著では紹介しています。

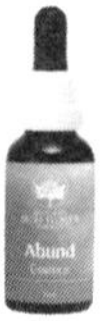

① オーストラリアンブッシュフラワーエッセンス

プロデューサーはオーストラリアのハーバリスト5代目のイアン・ホワイト氏。オーストラリアの光り輝く太陽が降り注ぐ大地に咲く花で世界で活躍するイアン氏によって作られているとてもパワフルなエッセンスです。

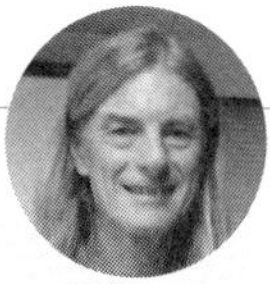

イアン・ホワイト氏

1. アバンド
2. アドル
3. カーム＆クリア
4. コグニス
5. コンフィッド
6. クリエイティブ
7. ダイナミス
8. エレクトロ
9. エマージェンシー
10. メディテーション
11. ピュリファイング
12. リレーションシップ
13. セクシュアリティ
14. ソラリス
15. トランジション
16. トラベル
17. ウーマン
18. ケアラー
19. ブースト
20. ボディビューティフル
21. メンズ
22. 水
23. 地
24. 火
25. 空
26. ハイヤーセルフ
27. ディーヴァ
28. 天使
29. アンタークティック
30. アークティック
31. アマゾン
32. チャイナ
33. バイカル湖
34. マダガスカル
35. マウントピナトゥボ
36. イシス
37. ガイア
38. ソーラーロゴス
39. レインボーエッセンス

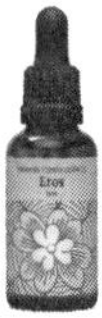

② フィンドホーンフラワーエッセンス

スコットランドのスピリチュアルコミュニティのフィンドホーンでプロデューサーのマリオン・リー氏によって作られたエッセンス。現在は娘のアイオナ氏が引き継いでいる。フィンドホーンは奇跡の土地とも言われおり、その土地で作られたエッセンスがメイン。その中でもエロス、カルマクリアーは世界的によく知られている。

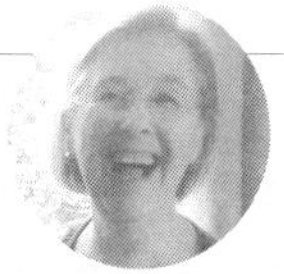

マリオン・リー氏

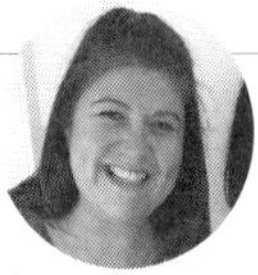

アイオナ氏

1. ビーイング
2. クリアーライト
3. エロス
4. フェミニティ
5. ハーモニースルーコンフリクト
6. ハートサポート
7. ホーリーグレイル
8. ボン・ボヤージュ
9. カルマクリアー
10. ライフフォース
11. サイキックプロテクション
12. スピリチュアルマリッジ
13. トランスフォーメーション
14. プロスペリティ
15. スイートドリーム
16. ゴーウィズザフロー
17. カーミーダウン
18. ヴォイスコンフィデンス
19. シーズナブルアフェクション
20. ヒーリングザコーズ
21. ベビーブルー
22. バーシング
23. ファーティリティ
24. インナーチャイルド
25. マスキュリニティ
26. セクシャルインテグリティ
27. ティーン
28. エネルギーシールド

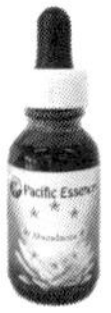

③ パシフィックエッセンス

カナダのブランドでプロデューサーはサビーナ・ペティット氏。

東洋医学の陰陽五行、経絡とフラワーエッセンスを結びつけてエッセンスの展開がされています。

アバンダンスエッセンスで世界的に有名なブランドです。他にもハートスピリットエッセンス、海の生物で作られたシーエッセンス、また数々のコンビネーションボトルは私たちに気づきと癒しをもたらしてくれます。

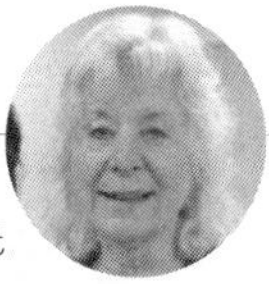
サビーナ・ペティット氏

1. ビーイングトゥルーワース
2. セルラーメモリー
3. フォーギビング
4. キッズスタッフ
5. オプティマルイミュニティ
6. オプテュマルラーニング
7. ラディアントビューティー
8. スーパーバイタリティ
9. ニューアティテュード
10. デトックス
11. シールディング
12. ビーイングピース
13. トゥエルブジェムズ
14. フィアレスネス
15. アバンダンスエッセンス
16. ハートスピリットエッセンス
17. デメーテル
18. イシス
19. カリ
20. 観音
21. マヤ
22. ペルセフォネ
23. ラダー
24. シャクティ
25. シータ
26. ラクシュミ
27. 木
28. 火
29. 土
30. 金
31. 水
32. マザーツリー
33. 息吹～新たな幕開け～
    A new world of hope

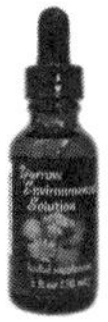

④ FES フラワーエッセンス

プロデューサーは、リチャード・キャッツ氏とパトリシア・カミンスキー氏夫妻。アルケミーの理論に基づいてカリフォルニアで作られているフラワーエッセンス。FESではコンビネーションのほとんどがスプレータイプのため、ストックボトル（コアハートキット）とスプレーの掲載をしています。ヤロー環境フォーミュラは世界的に手に取られているエッセンス。チェルノブイリの原発事故の後に依頼されて作り、現地に赴きガイガーカウンターでも実際に数値が下がった結果は業界ではあまりにも有名で、311の福島原発事故の後に日本中で完売が続いていました。

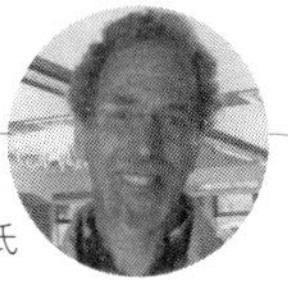

リチャード・キャッツ氏

1. ヤロー環境フォーミュラ
2. アクティブ8
3. フィアレス
4. グラウンディンググリーン
5. グリーフリリーフ
6. イルーミン
7. キンダーガーデン
8. マジェンタセルフヒーラー
9. マインドフル
10. ポストトラウマスタビライザー
11. セイクレッドハート
12. フローラスリープ
13. グレース
14. ブリーディングハート
15. ボラージュ
16. カリフォルニアワイルドローズ
17. ダウニーアベンス
18. フォーゲットミーノット
19. グリーンローズ
20. ホーソン
21. ホーリー
22. ロータス
23. ラブライズブリーディング
24. ロックフリンジ
25. イエルバサンタ
26. マリポサリリー
27. ベビーブルーアイズ
28. サンフラワー
29. マウンテンペニーロイヤル
30. バターカップ
31. カモミール

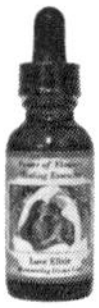

⑤ パワーオブフラワーヒーリングエッセンス

プロデューサーはイーシャ・ラーナー氏。

スピリチュアルコミュニティであるフィンドホーン共同体に4年間在籍した経験者。

占星術師、タロットリーダーでもあるプロデューサーが自然環境が侵されていない土地を選んで作ったエッセンス。中でもハワイ諸島にしか咲かないシルバーソードの花で作られているエッセンスが代表的。たくさんのコンビネーションボトルがある。

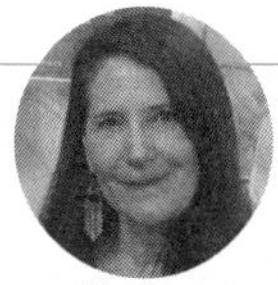

イーシャ・ラーナー氏

1. チャイルドブレンド
2. クリアザオーラブレンド
3. ヒールザハートブレンド
4. ラブエリクサー
5. パーパスアンドデスティニーブレンド
6. ラディアントセルフブレンド
7. ヨガブレンド
8. アルケミーブレンド
9. アライズアンドアウェイクンブレンド
10. ブライトゥンユアデイブレンド
11. アースアライメントブレンド
12. ハッピーチャイルドブレンド
13. ヒーラーズブレンド
14. ヒールボディーイメージブレンド
15. インティマシーブレンド
16. カルミックインプリントブレンド
17. ライトボディーブレンド
18. レッティングゴーオブザパストブレンド
19. マザーナーチャーブレンド
20. ニューライフブレンド
21. パッションブレンド
22. ピュリフィケーションオブエモーションブレンド
23. ラディアンスブレンド
24. シルバーソード
25. スピークユアトゥルースブレンド
26. ビーナスアクティベーションブレンド

45. ビューティ＆ビースト
46. シンデレラ
47. コンカリングフィアー
48. フェアリーゴッドマザー
49. フリートゥービーミー
50. ヘンゼル＆グレーテル
51. リトルレッドキャップ
52. ママ＆ベイビーエリクサー
53. マジックマーメイドドロップス
54. ニュービギニング
55. ノーモアティアーズ
56. プレイフルチャイルド
57. クワイエットタイム
58. スノーホワイト
59. スピークイージー
60. スタディー＆フォーカス
61. トューザレスキュー
62. セレブレートミー
63. ディストレスミー
64. オーガナイズミー
65. チアミー
66. エナジャイズミー
67. コンフォートミー

27. ワイズマンエリクサー
28. ワイズウーマンエリクサー
29. オープンハートブレンド
30. グローバルヒーリングアクティベーションブレンド
31. コミュニケーションウィズネイチャーブレンド
32. プロテクションパーソナルスペースブレンド
33. エモーショナルサポートブレンド
34. アースエンジェルブレンド
35. アバンダンス アンドハピネスブレンド
36. ウォークインビューティーブレンド
37. ファーストチャクラブレンド
38. セカンドチャクラブレンド
39. サードチャクラブレンド
40. フォースチャクラブレンド
41. フィフスチャクラブレンド
42. シックスチャクラブレンド
43. セブンスチャクラブレンド
44. アイリスヘヴンブレンド

⑥ ヒマラヤンフラワーエンハンサーズ

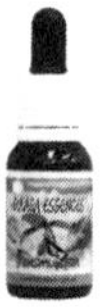

プロデューサーはタンマヤ氏。
オショーのスピリチュアルコミュニティに在籍した経験を持ち、その後もさまざまな学びを得ている。
インド、ヒマラヤでのリトリート中に花に話しかけられてエッセンスの作り方を教わり、ヒマラヤの花でエッセンスを作り、世界へ広めるようにとメッセージを受け取り、それ以降フラワーエッセンスのリサーチやワーク等に献身し続けている。
特にチャクラキット（エッセンスのセット）やグラガのエッセンスは大きな変容をもたらすことで人気。

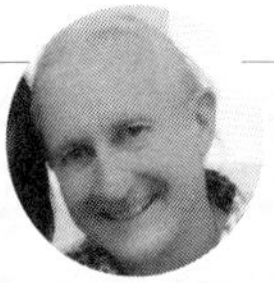

タンマヤ氏

1. ダウントゥアース
2. ウェルビーイング
3. ストレングス
4. エクスタシー
5. オーセンティシティ
6. クラリティ
7. フライト
8. グレートフルネス
9. アストラルオーキッド
10. オーラクリーニング
11. ブルードラゴン
12. シダー
13. シャンペイン
14. チルドレンズフラワー
15. カイロン
16. エンデュランス
17. エクスパンション
18. ゲートウェイ
19. ゴッデス
20. ゴールデンドーン
21. グラガ
22. グラガクリスタル
23. グラガオーキッド
24. ハピネス
25. ヒーリング
26. ハートオブタントラ
27. ヒドゥンスプレンダー
28. イサン（ニーム）
29. ラパヌイ
30. レットゴー
31. ロータス
32. モーニンググローリー

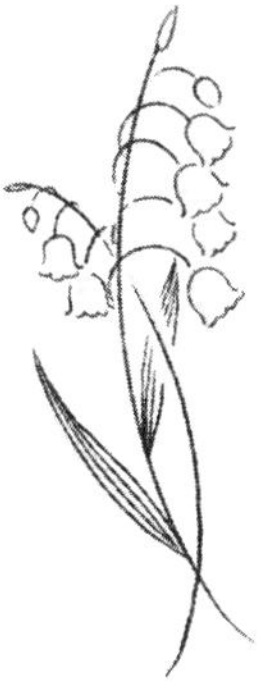

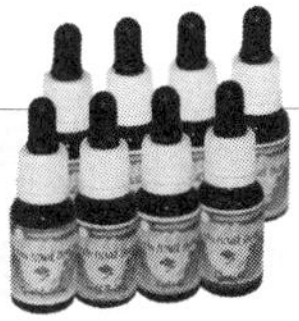

46. ソバーアップ
47. スラッジバスター
48. スパイダーファンガス
49. シナジー
50. トラッキング
51. トラスト
52. ベールオブドリームス
53. バイタルスパーク
54. ホワイトオーキッド
55. ウームウィズアビュー
56. ウォーリアー
57. トランスミューテーション
58. フェニックスライジング

33. ニジャラ
34. ニジャラ2
35. オピウムポピー
36. ピース
37. ピンクプリムラ
38. プルート
39. プロテクション
40. パープルオーキッド
41. ルネッサンス
42. リパターニング
43. ロックプリムラ
44. ルーツアンドウィングス
45. サットチットアナンダ

⑦ ハワイアンレインフォレストナチュラルズ

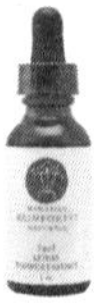

プロデューサーはメリア・グッドナウ氏。
ハワイアンのシャーマンの元でお母様と一緒にハワイの伝統的ヒーリングのホ・オポノポノを伝えるモーナ・シメオナ氏と、ハワイの薬草によるヒーリングを伝えるパパ・ヘンリー・アウワエ氏の、2人のカフナに師事し学んでいる。
ハワイ島に咲くお花で作られているエッセンスは、火山の島ビッグアイランドのエネルギーを強く感じるパワフルなエッセンス。

メリア・グッドナウ氏

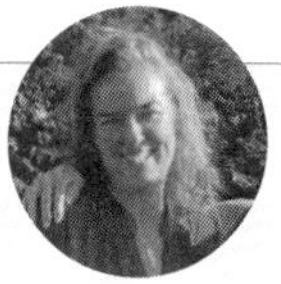

1. ナチュラルブリスフォーミュラ
2. ストレスリリースフォーミュラ
3. イエロージンジャー -リラックス-
4. レフア -感じる-
5. パパイヤ -手放す-
6. バナナ -行動する-
7. キネヘ -フレッシュスタート-
8. ティ -思考をクリアにする-
9. ワイルドアザレア -自己愛-

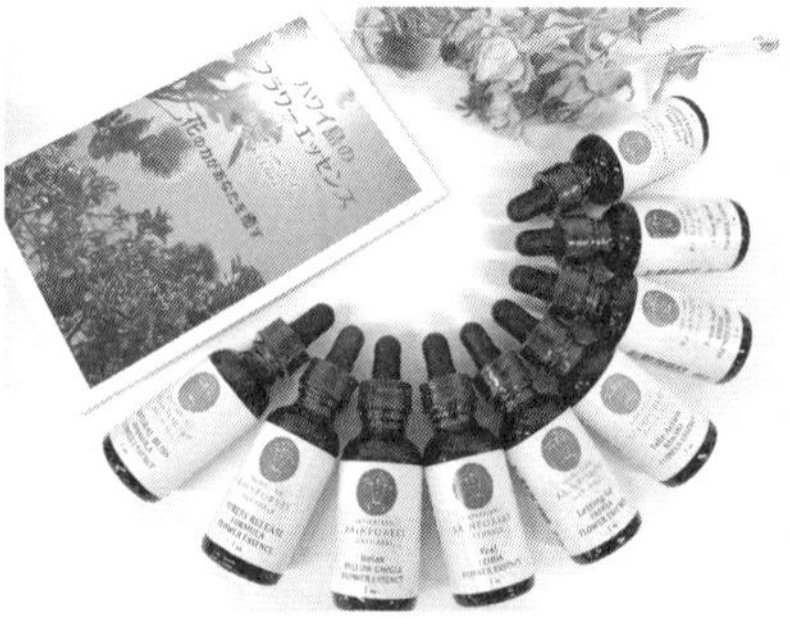

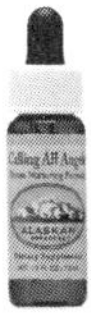

⑧ アラスカンエッセンス

創始者は2017年に亡くなったスティーブ・ジョンソン氏。

スティーブ氏の後継者としてマザーエッセンスを一緒に作り、ティーチャーでもあったジュディス・ポラレンズ氏が引き継いでいる。

アラスカの厳しい自然環境の中で育ち開花する花のエネルギーはとてもエネルギーに満ちています。私個人もアラスカンエッセンス、特にグレーシャーリバーのエッセンスに助けられた1人。

（私に合ったからといってご自身にも合うかはわからないのでチェックしてみてくださいね）

1. コーリングオールエンジェルズ
2. ファイヤーウィードコンボ
3. ガーディアン
4. ライトゥンアップ
5. プレグナンシーサポート
6. ピュリフィケーション
7. ソウルサポート
8. トラベルイーズ
9. アニマルケア
10. イージーラーニング
11. ゴークリエイト
12. ビヨンドワーズ
13. チャリスウェル
14. フルムーンリフレクション
15. グレーシャーリバー
16. グリーンランドアイスキャップ
17. リアードホットスプリング
18. ノーザンライト（オーロラ）
19. ポーラーアイス
20. ポーテージグレーシャー
21. ロックスプリング
22. ソルスティスサン
23. ストーンサークル
24. タイダルフォース

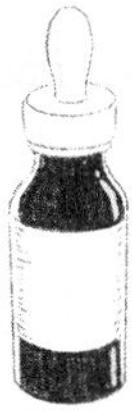

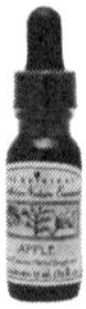

⑨ スピリットインネイチャーエッセンス

プロデューサーはリラ・デイビー氏。

ヨガの世界的な師であったパラマハンサ・ヨガナンダが教えた「食べ物が人間の体にもたらす叡智《えいち》」にヒントを得て 野菜や果物の木に咲く花からフラワーエッセンスを作っています。

1. 第1チャクラブレンド
2. 第2チャクラブレンド
3. 第3チャクラブレンド
4. 第4チャクラブレンド
5. 第5チャクラブレンド
6. 第6チャクラブレンド
7. 第7チャクラブレンド
8. アーモンド
9. アップル
10. アボカド
11. バナナ
12. ブラックベリー
13. チェリー
14. ココナッツ
15. コーン
16. デーツ
17. フィグ
18. グレープ
19. レタス
20. オレンジ
21. ピーチ
22. ペア
23. パイナップル
24. ラズベリー
25. スピナッチ
26. ストロベリー
27. トマト

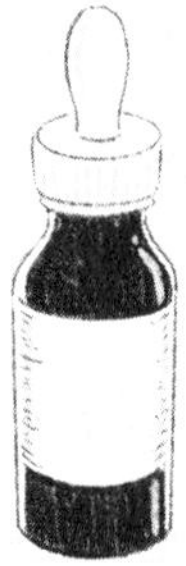

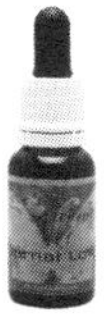

⑩　ラブズアルケミーエッセンス

プロデューサーはスカイ（Sky Shayne Innes）氏。

スカイ氏は社会科学の学士号と心理学の修士号を持つハートの叡智を伝えるスピリチュアルコーチ。

ヒマラヤンフラワーエンハンサーズのタンマヤ氏と友達で、主にヒマラヤンフラワーエンハンサーズのエッセンスでコンビネーションが作られているのがラブズアルケミーエッセンス。

1. エターナルラブ〔Eternal Love〕『永遠の愛』
2. ストップアンドドロップス〔Stop and Drops〕
3. ユニバーサルアイ〔Universal I〕『大いなる自己』
4. 9thチャクラエッセンス〔9th Chakra〕

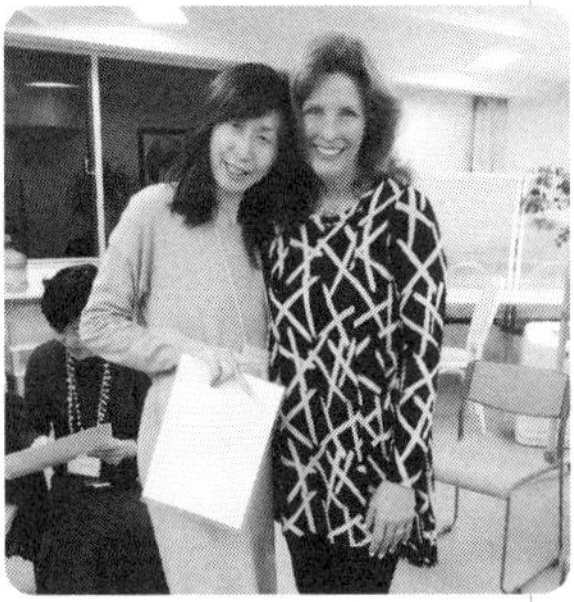

スカイ氏と

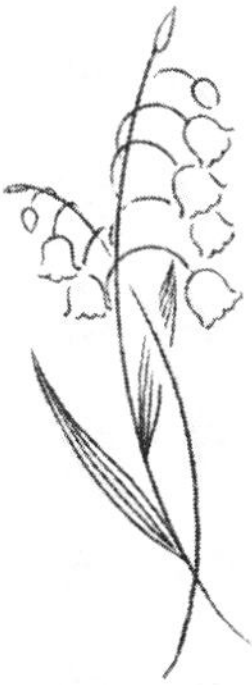

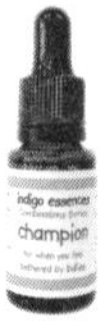

⑪ インディゴエッセンス

プロデューサーはアン・キャラハン氏。アイルランド在住。

もともとはホメオパスであり、Irish School of Homeopathyの校長を務めていた方。

インディゴエッセンスは、主にジェム(天然石)とチャネリングで作られていて、お花のエッセンスは3本のみ。インディゴチルドレンが地球に生まれてきた使命を達成できるように、その内なる光(魂)を体の中にきちんとグラウンディングすることをサポートします。また人間が既存の古いパターンから新しいパターンへの移行をスムーズにできるようにサポートしてくれるエッセンス。

アン・キャラハン氏

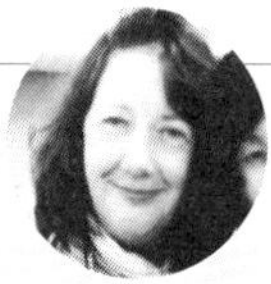

1. チャンピオン
2. チル
3. コンフィデンス
4. ハッピー
5. インビジブルフレンド
6. ラブ
7. ノーフィア
8. プラーク
9. セトル
10. シャイン
11. スリープイージー
12. ザワークス
13. ドラゴンブラッド
14. インザリフト
15. バブル
16. ソフトウェア
17. スムージー
18. アイムインヘブン
19. イージー
20. イズ-ネス
21. リブ＆レットリブ
22. セイフ
23. No1
24. No2
25. No3
26. No4
27. No5
28. No6
29. No7
30. No8
31. ポップ
32. ダイヤモンドライト

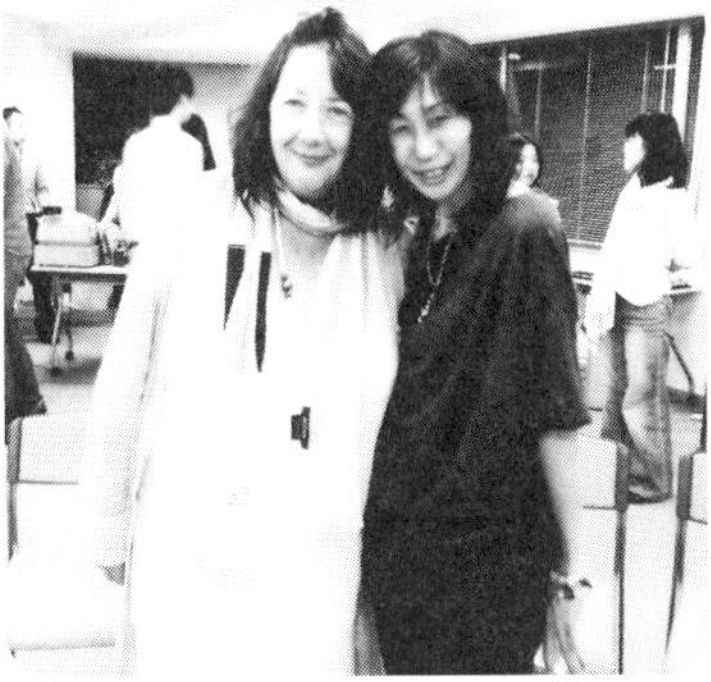

アン氏と

36. リラックス
37. ユーブゴットディス
38. 3Dインターフェイス
39. ライズアンドシャイン

33. インテグレート&グラウンド
〔INTEGRATE AND GROUND〕
34. ワンズオブゾウズデイズ
35. キーププリージング

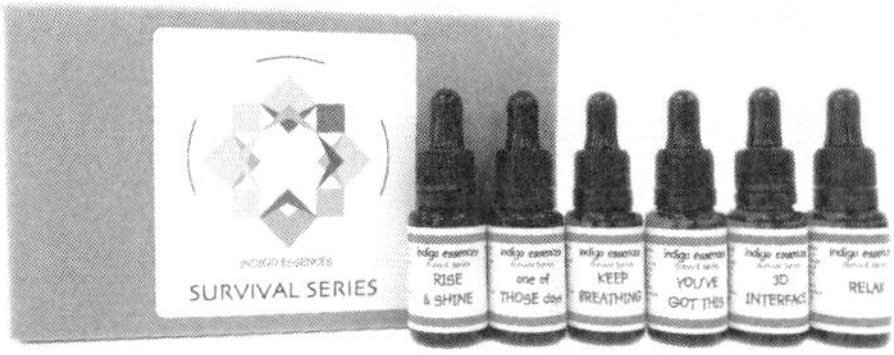

⑫ アラレタマ レインフォレストエッセンス

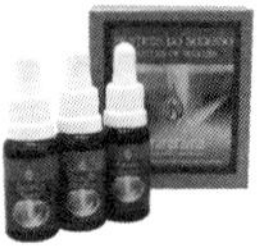

プロデューサーはサンドラ・エプスタイン氏。
芸術教育大学で学び、数十年かけてブラジルのアトランティックレインフォレスト（大西洋熱帯雨林）の研究を続けているプロデューサー。
アラレタマのエッセンスは、大西洋熱帯雨林に育つ花や植物からできた自然のものです。花や植物が育ち、繁茂するその場所で、地球や周囲の生命と完全につながった状態で作られています。

サンドラ・エプスタイン氏

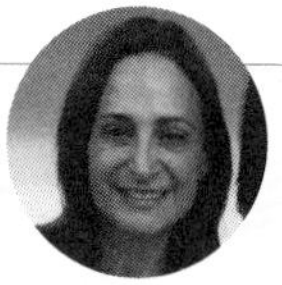

1. グラウンド
2. リレーションシップ
3. セルフ
4. ハート
5. エクスプレス
6. ビジュアライゼーション
7. ユニティ
8. オリジナリティ
9. ダイバーシティー
10. コネクティビティ
11. フェイス
12. エレガンス
13. プレジャー Pleasure 喜び
14. ラブ Love
15. パワー Power
16. ビジョン Vision
17. ダイレクション〔Direction〕『目的』
18. タレント〔Talent〕『才能』
19. パッション〔Passion〕『情熱』
20. クリエイティビティ
21. イノベーション
22. オーガナイゼーション
23. コミュニケーション
24. フォーカス
25. ピースフルネス
26. バイタリティ
27. アクション
28. コンフィデンスのエッセンス

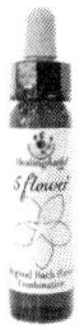

⑬ ヒーリングハーブスフラワーエッセンス

プロデューサーはジュリアン・バーナード氏。ロンドンから西へ車で4時間、大自然の中にあるヒーリングハーブス社は、1988年9月24日(バッチ博士生誕の日)、ジュリアン・バーナード＆マーティン・バーナード夫妻によって設立されました。この「ヒーリングハーブス」という名称も、ある時期バッチ博士がフラワーレメディーのことを表すのに使っていた言葉です。今では世界中のプラクティショナーから一般の方まで広く愛され、大きな信頼を得ています。

1. アグリモニー
2. アスペン
3. ビーチ
4. セントーリー
5. セラトー
6. チェリープラム
7. チェストナットバッド
8. チコリー
9. クレマチス
10. クラブアップル
11. エルム
12. ゲンチアナ
13. ゴース
14. ヘザー
15. ホリー
16. ハニーサックル
17. ホーンビーム
18. インパチェンス
19. ラーチ
20. ミムラス
21. マスタード
22. オーク
23. オリーブ
24. パイン
25. レッドチェストナット
26. ロックローズ
27. ロックウォーター
28. スクレランサス
29. スターオブベツレヘム
30. スイートチェストナット
31. バーベイン
32. バイン
33. ウォールナット
34. ウォーターバイオレット
35. ホワイトチェストナット
36. ワイルドオート
37. ワイルドローズ
38. ウィロウ
39. ファイブフラワーレメディ（レスキュー）

テーマを決められない方、自分と向き合う時間や精神的な余裕のない方へ

「テーマを決めてセレクトするだけ」とお伝えしてきましたが、慣れていないと「そうは言われても適切な言葉もわからないし、じっくり考えてる時間もないし……」と思ってしまうときもあるかもしれません。私も、仕事に家事に育児にとバタバタしていたころは時間にも心にもまったく余裕がありませんでした。そんなときに「じっくり自分と向き合って……」なんて言われても、「そんな余裕があったら誰も苦労しないわ！」と一蹴《いっしゅう》してしまっていたでしょう。

そこで、もっとシンプルに、**誕生日別にテーマを挙げてみましたので、まずはこの中から選んでいただくのもおすすめです。**

生年月日で人生を楽にするテーマを決める

私のお伝えしている中に、**フラワーエッセンスと三つの数秘学を組み合わせた「フラワーエッセンス数秘」**があります。数秘学のシステムは数多くありますが、その中でも人生の課題がわかりやすいものを三つ組み合わせています。チャートの作り方や詳細は省きますが、大まかにご紹介しますね。

私がフラワーエッセンス数秘に組み込んでいるシステムの一つは、インド発祥のものです。日本では「ヨガ数秘学」と呼ばれ、アメリカ人のタイラー・モンガン氏がインド発祥の数秘学をよりわかりやすく開発したものが伝わっています。

ヨガ数秘学のシステムでは、誕生月は「レッスンナンバー」と呼ばれ、誕生月の数字には人生の課題が出やすいとされています。

例えば私は7月生まれなのですが、7月が誕生月の人が人生の課題として持っているとされていることは、まさに私が昔から親や周囲の人に言われていたことや、自分でも感じていたことばかりでした。「繊細すぎて人目に触れるのが怖い」「目立つのが嫌い」「人前で話すと過度に緊張してしまう」「自尊心が低い」「人と自分の境界線がわからない」……などなど。さらに、見た目は強気そうに見られるためか、目立つことが苦手だとはわかってもらえず、活発でよく話すタイプでもあったので（これも7月生まれの課題でもあります）、反対に目立ちたがり屋だと勘違いされ、本当の自分を理解してもらえないもどかしさや、わかってもらえないことへの諦念《ていねん》、いじけた気持ちをずっと抱えていました。

さらに、人から影響を受けているかどうかすらわからないほど、自分と人との境界線があいまいで、その場その場のエネルギーに振り回されやすいのも7月生まれレッスンを持つタイプの特徴です。人のエネルギーが良い悪いではなく、それに影響されず自分自身を生きることが、7月生まれの人の課題の一つでもあるのです。そんなところまで数秘で解き明かされ、初めて知ったときの衝撃といったら！「正に私のことじゃん！」と強く惹《ひ》かれました。

数秘学を知ってからフラワーエッセンスを選んでいると、**セレクトするボトルの中にも、誕生月の課題とリンクしたものが選ばれることが多いことに気づきました。**

私のフラワーエッセンスの講座を受講してくれている生徒さんも、調べると皆が皆、誕生月の課題に当てはまりすぎて「なんでわかるんですか!?」といつも驚かれます。

フラワーエッセンスを何年か続けるうち、生きづらさが改善された、生きていてよかった！　とご感想をくださる方がたくさんいらっしゃいます。その中で、今の困りごとが解消していくと、根本的には人生の課題がすべてに関係していたことに気づかれた方も少なくありません。

数秘学は、占いのように「当たる」「当たらない」といったものではありません。

なんだかピンとこないなと思うものは、もしかしたら自分が自分のことを知らず、自覚できていない可能性もあります。

もしくは、その課題はすでにクリアできている場合も大いにあります。「解決したいような困ったことがない」「苦手な人はいない」もしくは「こうなりたい」「こうありたい」がすぐに出てくるような方は、ぜひより良い毎日のためのテーマ作りをご自身で試してみてください。

誕生月別としてはいますが、もし気になったり、目につくテーマがあれば、ご自身の誕生月以外のテーマでもぜひチェックしてみてくださいね。

また、10月、11月、12月に関しては「1＋0＝1」「1＋1＝2」「1＋2＝3」となることから、それぞれ1月、2月、3月のテーマと共通するところも多くあります。10と11は特殊な数字なのでそれぞれ固有のものをご紹介していますが、**12月生まれの方は、3月のテーマを参照してください。**

誕生日も加味する場合、すべての数字を1桁になるまで足し、出てきた数字で見ます。例えば5月16日生まれの方なら、5＋1＋6で12、1と2を足して3となりますので、3月生まれのテーマから選択することも可能ですし、誕生日の数字の16日は1＋6で7になりますので、「7月生まれのテーマ」からも選択できます。この数秘システムでは（18歳までは）生まれ月／生まれた日／またそれを足した数のマイナス面が出やすいとも言われているためです。

◆1月生まれ（10月生まれ、1日生まれもあてはまることあり）

1月生まれさんは、とてもオリジナリティがあり、独創性があるのに、それに気づかないで、周りの方がすごく見えてしまいがちです。本来はありのままの自分で良いはずなのに、他者と比較して自分自身のこと、または自分のしていることに疑念が湧《わ》いたり、自信をなくしてしまったりします。また、自分以外の人がすごく見えてしまうので、人に合わせなきゃいけない、あの人のようになったほうが良いのでは、真似《まね》しなきゃ、と考えてしまいます。

逆に、自分自身の凝り固まった視点でしか物事を見ていないこともあり、それが課題になる場合もあります。

もともと持っている独創性をみがいていきましょう。

・私は自分自身の健全なる独創性に誇りを持っています
・私は私で良いと心の底から信じています
・私は自己を認めて他者と調和しています
・私は私なりのペースで着々と歩みを進めています

・私はハートをオープンにして素直に人と関わっています
・私は独創的なアイデアで成功しています（しました）
・私は自分のアイデアを形にしています（しました）
・私は健全な独立心を持っています
・私は常にセンタリングして自分の中心にいます
・私はこの世で安定して存在しています
・私は自分が何者であるかを知っています

◆2月生まれ（2日、20日生まれ、11月生まれ、11日生まれもあてはまることあり）

2月生まれさんは、繊細で細やか、好きな人には自分を忘れて相手に対して一途《いちず》。つながりたいけれどそれに恐れを抱いていたり、いつも足りない何かを探していたり、何かで埋めようとしたりします。

相手の視点、相手の気持ちがわかり、サポートしたがるため、わざわざ相手に振り回されにいっている感じです。一対一の関係性が苦手だったり、パートナーシップで我慢しすぎたり、バランスがわからない感覚があります。また、ネガティブな面にフォーカスしすぎる課題もあります。11月生まれの人も、パートナーシップが課題になる傾向があります。

こんなテーマを参考にしてみてください。

・私は自分軸で生き、そして相手も尊重しています
・私は一人でも心地よく一人でも十分に満たされています
・私は一人でも満たされていて二人でも心地よい関係を築いています
・私は平等な人間関係を築いて心地よく穏やかです
・私はお互いに感謝し合える関係性を築いています
・私は自分で自分自身を満たして幸福感を味わっています
・私は物事をニュートラルにとらえています

・私は自分感覚で楽に生き、仕事でもプライベートでも成功を収めています
・私は世の中の素晴らしい点に目を向けています
・私は一対一の関係性を楽しんでいます

◆3月生まれ、12月生まれ（3日、12日、21日、30日生まれ）

3月生まれさんと12月生まれさんは、3という数字のマイナス面が出やすいです。本来はポジティブで明るく自由、どんどん進んでいける数字の3ですが、自由にしたくてもできなかったり、遊び感覚がわからなかったり、複数の皆に喜んでもらいたいがためにノーと言えない、八方美人の課題があります。辛い、悲しいなどの感情が苦手で無責任になったり、向き合えなかったり。嫌なこと、都合の悪いことから逃げたい（逃避）とか、嫌な気持ちを引きずってしまったり、むりやり前向きに見せてカラ元気で疲れたり……。反対に、本来はポジティブなのに、反動で極端にネガティブ

にもなりがち。ネガディブな気持ちを隠したり認めないでいると、落ち込んでしまったり、うつになったりしやすいエネルギーでもあります。実力や才能を評価されにくい、認められない、尊敬されにくい課題があり、実力より下に見られがちです。

以下のテーマをアファメーションしてもらうのも良いと思います。

・私は自分自身と楽観的に向き合えています
・私は自由なアイデアを活かして成功しています
・私は自分のポジティブさを感じています
・私は自由です
・私はありのまま自分のままで好かれています
・私は自然に自分自身が楽しむことをしています
・私は自分を認めて尊敬されることを許可します
・私は自分も他者も敬い敬われています
・私はたくさんの人の中でも健全に自分自身を確立しています

・私は健全にＮＯが言えています
・私は素のままで他者と楽しさを共有しています
・私は自己と向き合い完全さを理解しています
・私は必要なことに真にポジティブさを発揮し向き合っています

◆4月生まれ（4日、13日、22日、31日生まれ）

4月生まれさんは、公平で真面目、理路整然と考えられる反面、「こうでなきゃ」といったルールにがんじがらめになる場合があります。固定観念、不要なルールでもルール厳守、頭が固い、斜に構える、考えすぎて事実が見えなくなる、複雑化させる、といったことが課題です。「違う」と指摘されるとイライラ、ムッとしてニュートラルでなくなってしまうのも課題です。

ニュートラルであることを意識してみましょう。

・私は常に物事をニュートラルにとらえられています
・私は常に頭をスッキリさせてニュートラルな状態です
・私は感情豊かで自分の好きを大切にしています
・私は常に冷静で公平です
・私は他者の正しさも柔軟に受け取れています
・私は常に慈愛にあふれています
・私は常に冷静に全体を見て観察しています
・私は必要なときに必要な柔軟性をもって対応しています
・私は常に心が穏やかで落ち着いています
・私はどんなときでも地に足を着けて（グラウンディングして）穏やかです
・私は常にすべての人に真の慈しみの心を持っています

◆5月生まれ（5日、14日、23日生まれ）

5は、体、行動、変化のエネルギーの数字です。思いついたらすぐに行動でき、無計画でも動けます。しかし5月生まれさんの場合、行動しすぎでわけがわからなくなったり、制御ができなくなったりと、行動のバランスが課題になりやすいのです。また逆に、自由に行動ができず引きこもってしまったり、変化にあらがったりと、自分自身を律せないことが課題になることもあります。動いていないと価値が感じられないため、暇が嫌いで、スケジュールをいっぱいにしすぎてしまいます。常にＤｏ（する）の状態で、Ｂｅ（ある）でいることが苦手な人が多いです。また、自分のエネルギーをうまく使えていないと、うまく使えている人への嫉妬や妬み、憎しみとして表れてしまう場合もあります。

そんなあなたにはこんなテーマを。

・私は常に最善の行動選択をしています

・私は人生を楽しめる仲間やパートナーと出会っています
・私は自分の行動力を活かした活動をして最大の成果を上げています
・私は自分の表現力とスター性を認めています
・私は自身の経験を人に伝える機会を得ています（得ました）
・私はパートナー（恋人）とお互いを尊重しながら自由に生活しています
・私は人と人とをつないでネットワークを広げています
・私は常に自由です
・私は自分自身のエネルギーを健全に使っています
・私はいつも健康です（健やかです）

◆6月生まれ（6日、15日、24日生まれ）

6月生まれさんは、心が繊細で感情豊かです。そして傷つきやすくもあります。傷つくことへの恐れで心を閉じてしまったり、ハートを開くことが難しくなることも。感情のバランスをとったり、自分自身を癒《いや》していくことで傷つくことは減っていき、繊細さを持ったままでもハートが開けるようになっていきます。

自分の感情に溺《おぼ》れたり、常に自分の気持ちを優先して「私の気持ちはどうしてくれるの!?」とヒステリーを起こしてしまう場合も。自分を客観視するのが苦手な課題がある方も、6月生まれさんには多いようです。周りから扱いが難しい人だと思われてしまっている場合も。まずは自分を癒すことで、周りに癒しのエネルギーが流れます。

以下のようなテーマはいかがでしょうか。

・私は常に癒された状態でハートを開いています

・私はハートを開き自他共に受け入れています

・私は常に感情が穏やかで客観視できています

・私のハートは愛で満ちていてそのエネルギーがあふれています

・私は常にハートに従った決断をしています

・私はハートに従った行動をしています
・私は繊細さを保ちながら他者ともハートをオープンに交流しています
・私は家を快適な空間に保っています
・私は家族と健全な関係を築いています
・私は家族と調和しています

◆7月生まれ（7日、16日、25日生まれ）

7の数字は、本来は周りを引っ張りシフトさせることができる、フォークリフトのようなエネルギーです。書いたり、歌ったり、話したりするコミュニケーション力が強く、そのオーラのエネルギーを使って周りを引き上げます。しかし逆に、自分自身が癒されていない場合、その力は人を落としていくことに作用してしまいます。

そのため、いつも心の声に従っている？　心に嘘はない？　言いたいのに言えないでぐるぐるしてない？　と、自分の心に問いかけてあげる必要があります。

また7月生まれさんは、人のエネルギーに敏感で影響されやすいため、神経質で、安全で守られていると感じにくい課題もあります。疲れやすかったり、人目が苦手だったり、秘密主義に見られたりしがちです。実際に秘密主義な場合もあります。もしくは適当に何でも話す、話した気になる、人に話させないほど話してしまうなどの課題もありますし、自分のことを周りは理解してくれない、伝わらないと思い込んだりします。

必要なエネルギーは受け取り、不要なものは受け取らないように他者とのエネルギーの境界線を意識したり、プロテクションをしていきましょう。

・私は他者との健全な境界線を持ち自分のエネルギーで生きています
・私の言葉はしっかり相手に伝わっています
・私は常に安全を感じています
・私は常に安全で守られています

・私は他者との健全な境界線を保ってお互いを尊重しています
・私は常に必要な一人の時間を持ち自分のエネルギー状態を心地よく保っています
・私の言葉は正確に他者へと伝わっています
・私はコミュニケーション力を生かして表現しています
・私は自分の発信したいことを自分でよく知り、発信しています
・私は自分の伝えたいことが外側に広く伝えられています

◆8月生まれ（8日、17日、26日生まれ）

8のエネルギーは豊かさ、博愛主義、CEO（ボス）などを表します。エネルギーが高い数字です。一方、バランスが悪いと人に対しても自分に対しても厳しくなります。エゴの数字、怒りの数字でもあります。責任を感じすぎたり、怒りを抑圧して溜めこんだり、ボスのエネルギーなので人の言うことを聞かなかったりしがち。何事に

も頑張りすぎてしまい、本来の8のエネルギーはすべてをパワーにできるのに、うまくやれないと「自分はダメだ」と自分を過剰に責めてしまう課題があります。

また8は父親との関係性、男性との関係性の数字でもあり、男性との人間関係に課題があるために、他の困りごとが引き起こされている場合もあります。

解消するには、こんなテーマはどうでしょう。

・私は父親と健全な関係を築いています
・私は私自身が豊かさの源泉です
・私はやりたいことにパワフルにチャレンジして成功させています
・私は自分自身のエネルギーを健全に使っています
・私はあふれるエネルギーと豊かさを自分だけでなく他者にも分かち合っています
・私は自分自身を保ちつつ他者の意見も受け止めています
・私は自分のエネルギーをバランスよく使っています
・私は自分の力でやりたいことをなしとげました

◆9月生まれ（9日、18日、27日生まれ）

9は、手放す、完結させる、学びが好きで知的好奇心旺盛《おうせい》、マスター、プロフェッショナル、スペシャリストの数字です。9月生まれさんは頭が良いことを自覚していることも多いです。すべてを知りたくて、頭でっかちになりがちで、人をバカにしたり、上から目線になることもあります。頭でぐるぐる考えてしまいがちだったりします。本を読んだり、聞きかじった情報から得たものだけでわかったつもりになっている課題があるかもしれません。「わかった」というのはできる、もしくは思考や情報ではなく直観的にわかっているということで、頭での理解を超える必要があります。また執着と手放しの感覚に課題があると、嫌なことがあるとすぐに投げ出してしまったり、物や人との関係性をすぐに手放したり、捨てたり。そしてまた同じことを繰り返してしまう課題がある場合も。

そんなあなたにはこんなテーマを。

・私は健全に取捨選択をしています
・私は叡智につながっています
・私は健全に完璧なタイミングで手放しています
・私は自分の人生に必要のないものを健全に手放しています
・私は一つのことを完結させました
・私は優雅に変化をしています
・私は優雅に変容しています
・私は常に穏やかで落ち着いています
・私は（頭の知識ではなく）直観でわかっています
・私は一つのことをマスターしました

◆10月生まれ（10日、19日、28日生まれ）

10の数字は本来は自信、リーダーシップ、キング&クイーン、存在感、カリスマ性、母のエネルギーです。10が課題になるということは、自信がなく、リーダーシップを発揮することに抵抗があるのかもしれません。また、お母さんや女性の養育者との関係性に課題がある数字です。皆から注目を浴びるキラキラで理想的な自分を追い求め、そうでないと自己否定して、ありのままの自分を受け入れられなかったり、自意識過剰で誤ちを認められない傾向にあります。勝手に自分を卑下して、人を羨《うらや》み、嫉妬してしまったり。自意識過剰と共に、自分が自分が、という我が出やすい傾向にあるのが10月生まれの課題です。まずは自分自身を引っ張れるようになることが大切です。また、母親との関係を改善していくことで、投影が起こしていたその他の問題が解決したりします。

・私は自分自身に対してリーダーシップを発揮しています

・私はありのままの自分自身を受け入れています
・私はあるがままに自分自身を発揮して仲間と共に成功しています
・私はやりたいことに対して100％のコミットをしています
・私は母親に心からの感謝をしています（※そう思えなくても、このテーマは重要です）
・私は理想に向かって前進している最中です
・私は母親を信頼すると共にお互いに健全な境界線を保っています
・私は自分自身、そして自分の人生を信じています
・私は自らが光となりたくさんの人を導いています
・私は自らを癒し、歩むことで他の人を健全に導いています
・私は出会いたい人、起きて欲しいことを明確にイメージしてその具現化をしています
・私は「私が私が」の主語から「私たちは」へと意識をシフトさせられました
・私は常に勇気と自信にあふれています（勇気と自信にあふれてやるべきことをやっ

ています）

◆11月生まれ（11日、29日生まれ）

11の数字のエネルギーは、目に見えないものとのつながり、スピリチュアリティ、自然との調和、宇宙の流れに身を委ねる、などです。また1から10までのすべてを含むとも言われています。11が課題の場合は、スピリチュアル、物質を超えた目に見えないものとのつながりへの疑いや嫌悪感、地に足が着いていない、宇宙に翻弄《ほんろう》される感覚、大きな不安、大切な人との関係のもつれなどが人生の課題になりやすいです。心配や不安に苛《さいな》まれたり、ネガティブに陥ってしまいやすかったり、またパートナーシップに課題がある方も。

高次元からのエネルギーを受けとり、活かしていきましょう。

・私は高次の流れに身を委ねています
・私は高次の流れを心から信じています
・私は宇宙の流れとともに歩んでいます
・私は自分自身の我欲を手放し大いなる流れに身を任せられています
・私は心からつながりを感じる仕事をしています
・私は大いなる流れに導かれています
・私は生きとし生けるものを慈しみ愛しています
・私はいつも天界からのパワーを感じそれを活かしています

テーマは楽しんで設定しよう！

自分で決めるときでも、リストから選ぶ場合でも、テーマを設定するにはコツがあります。それは、**楽しんで設定し、楽しんでチェックする**こと。

今あなたを苦しめている悩みが解決されたら、うれしいですよね。

心の枷《かせ》がはずれたら、晴れやかですよね。

本当のストレスフリーで、人生をさらに楽しめますよね。

そうやって、すぐそこに来ているはずのポジティブな未来をイメージするのです。

テーマを決めて、エッセンスを選び、活用することで、あなたの理想とする毎日は、決して夢ではなくなります！

エッセンスを選びましょう！

あなたのテーマは？

チェックポイント

☐ ポジティブなワードになっていますか？

☐ ペンデュラムのトリニティチェックでYESになりましたか？

あなたに必要なエッセンスは？

P110〜125のリストから指差しチェックで選んだボトルをメモしておきましょう！

chapter 4

フラワーエッセンスを使ってみよう

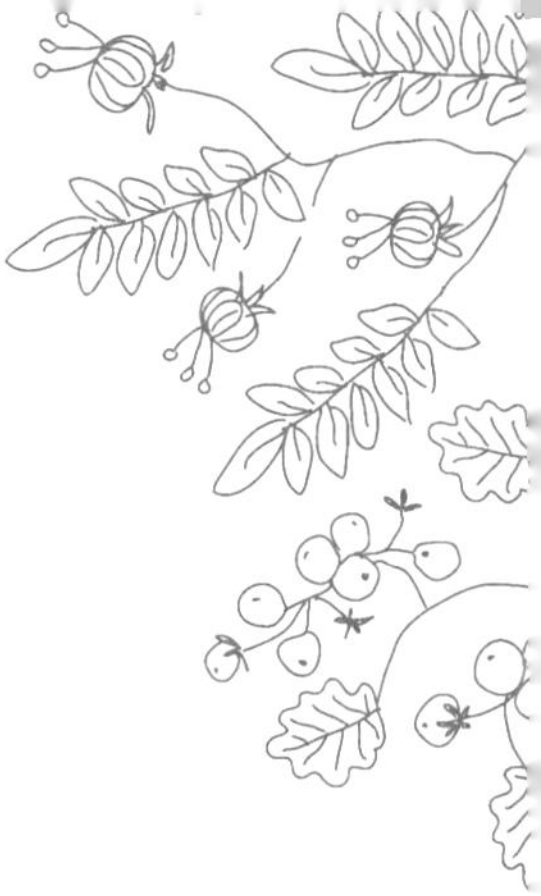

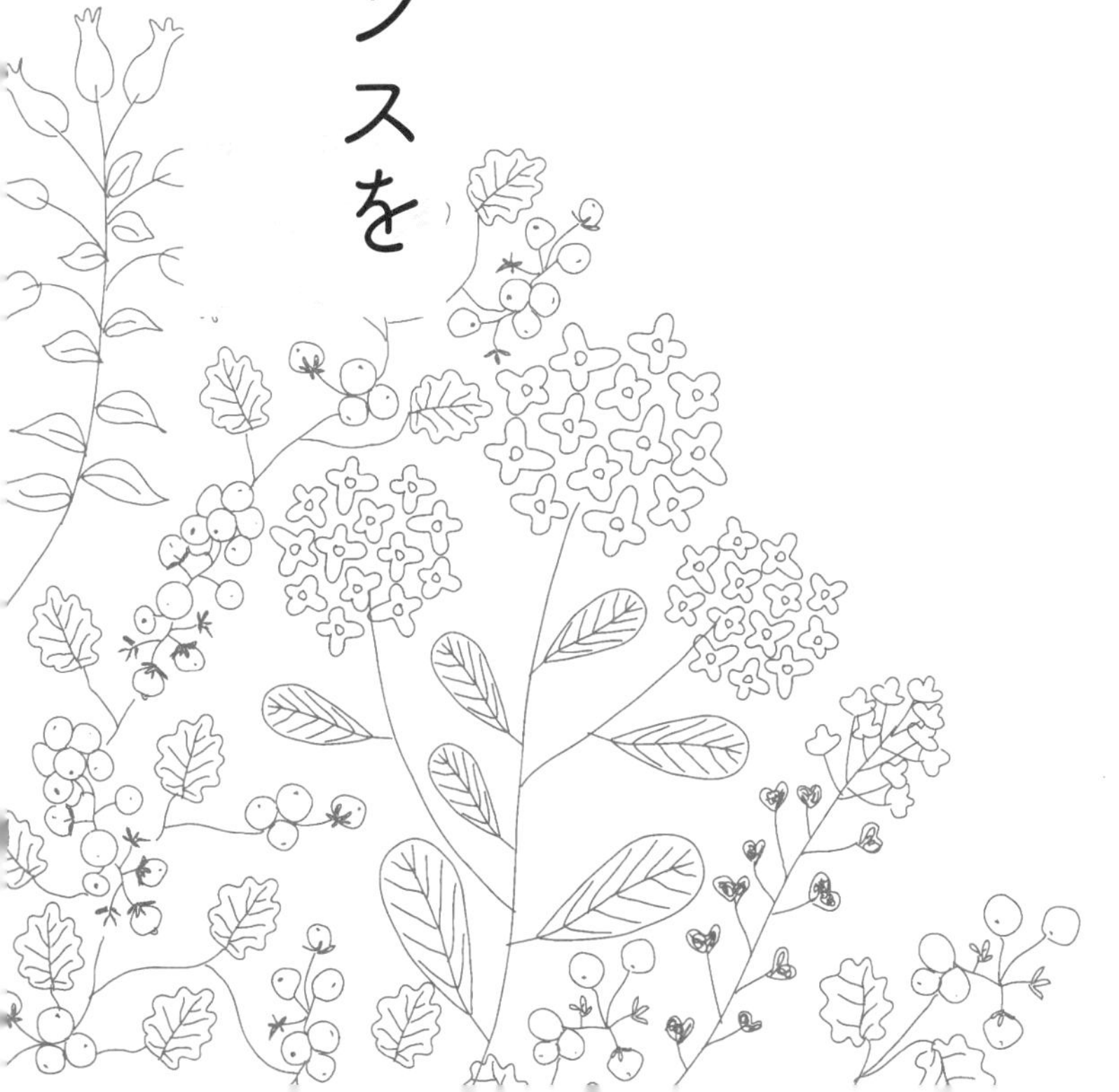

フラワーエッセンスの使い方

あなたに最適なフラワーエッセンスを選び、ネットショップなどで購入したものが手元に届いたら、さっそく使ってみましょう！

フラワーエッセンスは、たくさんの使い方ができます。

・飲用する
・スプレーする
・お守りにして持ち歩く
・お風呂に入れる
・化粧品やマッサージクリームに混ぜる
・家に置いて電磁波避けにする

・直接体につける（脈、頭頂など）

などなど。一つずつ解説していきます。

◆飲用する

最もシンプルで一般的な使い方は、飲用することです。ボトルに「1日○回、1回○滴」と目安の量が書いてありますので、まずはその回数、量を舌下（唾液の出るあたり）に落としてください。もしくは、お水やハーブティーに入れて飲んでもいいです。

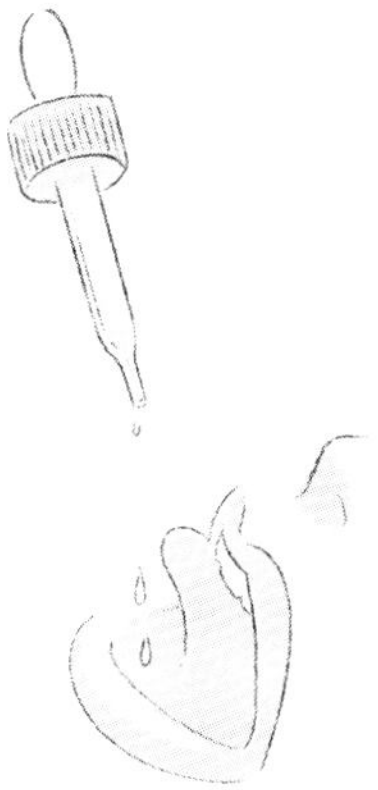

エッセンスを舌下に落とすと、人によっては軽いしびれのようなピリピリした感じがするかもしれません。**これは保存料などのためではなく、お花のエネルギーによるものです。**花の波動エネルギーが自分になじんでくると、ピリピリもなくなっていきます。

また、はじめは苦く感じたエッセンスが、飲み続けているうちにだんだん甘く感じられるようになったり、反対にはじめはおいしいと感じたものが、しばらくすると急にまずく感じることもあります。そういった変化が一番わかりやすいので、最初は舌下吸収をおすすめしています。

ただ、フラワーエッセンスの多くは保存料にブランデーなどのアルコールを使っていますので、アルコールが苦手な方は、お水に入れるなどして薄めることで飲みやすくなります。ご自身に合った方法で続けてくださいね。

◆スプレーする

もし、直接飲むことに抵抗がある場合、スプレーするのもおすすめです。スプレーの良いところは、原因体＝現象を引き起こすタネのようなものがあるオーラの層に直接作用させられる点です。

オーラは目には見えないものなので、保護もついおろそかになりがちです。私自身、オーラの概念すら知らなかったころは、無意識に人のエネルギーを取り込んでは影響を受け、怒ったり悲しんだりと不安定になっていました。これは、自分のオーラを適切に保護しておらず、また、人との境界があいまいになっていたために起きてしまっていたことです。肉体だけで

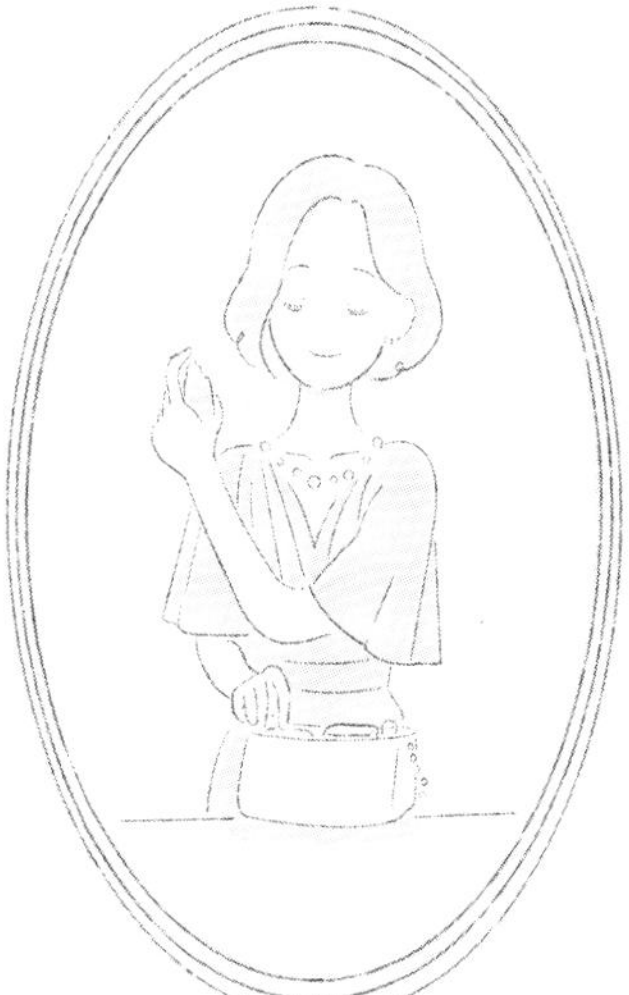

はなくオーラまで含めて自分自身なので、オーラ層を保護し、清めておくことはとても重要です。

具体的には、直接自分の体にかけるのではなく、シュシュッと自分の周りにふりまいて、その霧を浴びるようなイメージをしてください。オーラにエッセンスをスプレーすると、なんだかすっきりしたと感じる方が多いです。もし「私は鈍感だからそういうのはわからない」と感じる方は、**FESの「グラウンディンググリーン」というスプレーをまず使ってみてください。**森林浴をしているような感覚がわかりやすいエッセンスです。グラウンディンググリーンを使ったあとに、自分の選んだエッセンスをスプレーすると、違いもわかりやすいでしょう。

◆お守りにして持ち歩く

アロマオイルなど液体を入れられるペンダントトップがあります。その中にフラワーエッセンスを入れ、身に着けることでも良い効果があります。

ある30代の女性は、もともとは男性性が強く、服装はジーンズにTシャツ、スニーカーが定番でお化粧もほとんどしないような方でした。ところが、女性性が必要であるというテーマがあったので適したエッセンスをペンダントにして身に着け続けていただいたら、久しぶりにお会いしてびっくり。待ち合わせ場所に現れた彼女は、フレアワンピースにヒールを履いて、まるで別人のようでした。どことなく男の人のような態度もなくなり、笑顔が印象的な愛らしい人に激変していたのです。「最近ワンピースばかり買ってしまいます。今の自分のほうが、前の私より好きです」と話してくれました。

こんなことは頻繁に起きます。

いわゆるパワースポットと呼ばれる場所にフラワーエッセンス入りのペンダントをしていったところ、帰りにふと見たら中身が空になっていたということもあります。パワースポットだけでなく、職場などでもそういった現象はよく起きるようです。そのペンダントはガラスで封印されているので、すきまなどはもちろんなく、決してどこかから漏れるようなものではありません。

エネルギーの保護が必要な場に行くと、そんなことが起きるときもあるのです。パワースポットであっても、良いものだけがいるわけではなく、反対に自分にとっては良くないものをもらってしまうこともあります。自分の感覚を大切に、嫌な感じのするところは、フラワーエッセンスの有無にかかわらず避けるようにしてください。雑誌やインターネットなどで、良いと噂《うわさ》されている場所が自分にとっても良い場所かどうかは、まったくの別問題です。**自分自身の「なんとなく」の感覚を大切にしてください。**情報におどらされないのも、大切なことですね。

フラワーエッセンスは、お守りになるだけでなく、この自分自身の「なんとなく」の感覚を尊重できるようにサポートしてくれます。自分自身に必要な人や事が、直感的にわかり、流れに身を任せる勇気が生まれます。そうすれば、人生は楽々です！

または、ペンダントにしなくても、ボトルごと持ち歩くのもいいですね。1日数回はとるので、多くの方はバッグに入れてボトルを持ち歩かれると思います。それをパンツ、スカート、ワンピースなどのポケットに入れておくことで、肌身離さず身に着けるペンダントと同様の効果が見込めますよ。

◆お風呂に入れる

お風呂に入れることもできます。飲む際よりも量を多めに湯船に入れ、ゆっくり浸かりましょう。全身がリラックスできますし、スプレー同様にオーラ層からのアプローチも見込めます。なにせ、お風呂に入って緩んでいるときは、軟らかくなった土が水をどんどん吸収するように、良いエネルギーをどんどん吸収できます。硬い土には水がしみこみにくいので、水をかける前にまずほぐすことが大事なのです。**自分を「ゆるめる」のは、物事をうまくいかせるために欠かせません！**

◆化粧品やマッサージクリームに混ぜる

スキンケアのときに、化粧水やクリームにエッセンスを垂らして使ってみてください。ただし、多くのフラワーエッセンスは保存料にアルコールを使っているので、アルコール分で肌荒れしてしまう方は避けてくださいね。少しの水にフラワーエッセンスを1滴垂らし、その水をクリームに混ぜて使ってみるなど、ご自身のお肌と相談しながら取り入れてみてください。

私の場合、フィンドホーンフラワーエッセンスの「エロス」というエッセンスを水に落として化粧水スプレーとして使っていたら、肌がきれいだと褒められるようになりました。化粧品オタクで毎月恐ろしい額をさまざまな美容品につぎ込んでいた20代のころの私に教えてあげたかったです(笑)。その当時は誰からも言われなかったのに、エッセンスを使うだけでストレスは減り、人生はうまくいき、お肌まできれいに調子が良くなるなんて、当時の私は信じられなかったかもしれません。

フラワーエッセンスの力を知っているボディワーカーさんや整体師の方は、フラワーエッセンスを施術に取り入れています。アロマオイルに混ぜて使ったり、もしくはエッセンスをそのまま使うと、体の整い方が段違いに早くなるのだそうです。私自身もタオのチネイザン（氣内臓療法）のセッション時や統合セッションにも使用しています。

お家で、クリームに混ぜてマッサージするのもおすすめです。フラワーエッセンスの各ブランドもベースのマッサージクリームを作っていたりもしますので（もちろんお好みのものでも大丈夫です）、そこにトリニティチェックでセレクトしたご自身のフラワーエッセンスを混ぜて使うことで、体の痛みが改善したという声もたくさん聴きます。

◆家に置いて電磁波避けにする

今回、この本の中のリストでは紹介していないのですが、エッセンスの中には、置いて使う専用のものもあります。放射能や電磁波避けに使われるもので、エネルギーが強いので飲用には適さないものもあります。家の四隅に置いたり、ＰＣの前に置いたりして使います。**オーストラリアンブッシュフラワーエッセンスの「エレクトロ」**などが代表的なので、もしご関心があれば調べてみてください。私も自宅では、すべての階の四隅に「エレクトロ」を置いています。

◆直接体につける

エッセンスを直接、手首などの脈、耳の後ろ、頭頂部、唇などに塗ることもできます。意識のない方に使ってあげたいときなどにも、スプレーするのと同じような効果が見込めます。ちなみに、ねこちゃんやわんちゃんにも、スプレーを嫌がるときには飲み水に垂らしたり、肉球や体をそっとなでてつけてあげたりしても使えます（ねこちゃん、わんちゃんの問題は飼い主や周囲の人間の課題が原因であることも多々あります）。

以上が、代表的なエッセンスの使い方です。

瞑想時に、瞑想のためにセレクトしたエッセンスを使うのもおすすめです。瞑想前にスプレーしたり、頭頂に数滴垂らしたり、手首につけるといった方法で、より深く質のいい瞑想ができるかもしれません。

ですが、**これにとらわれず、ご自身の自由な感覚で使ってみてください。**副作用のないフラワーエッセンスだからこそ、どんな使い方も自由自在です！

気を付けて！ フラワーエッセンスのダメな使い方

とても気軽に取り入れることができるのに、ストレス軽減や人生をがらっと変えてしまうなど、嬉しい効果のあるフラワーエッセンス。

タブーや、「間違った使い方」といったものな

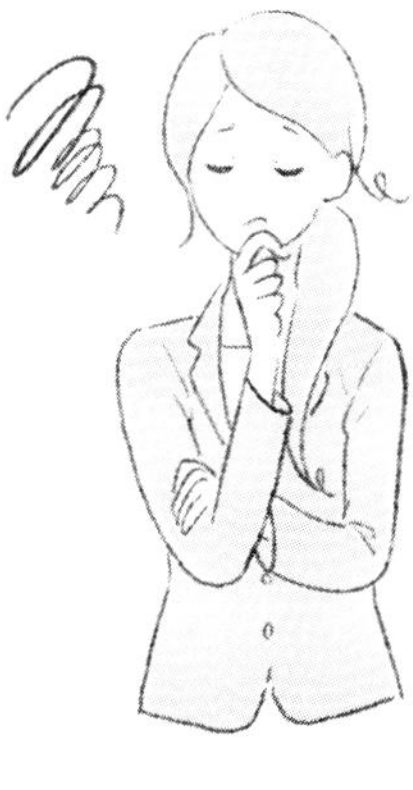

どはほとんどないのですが、それでも最速で結果を出したり、お金や時間を無駄にしたくない方は、なるべく気を付けたほうが良いこともあります。より良い効果を得るために、心にとめておいていただけたらと思います。

◆回数と日数について

何でもそうですが、たった1日、2日、もしくは数回使っただけで「効果がない」とか、「私には合わない」といって止《や》めてしまうのはとてももったいないことです。自分の中に長年なじんだエネルギーを変えるためには、ある程度の日数と回数を要するものです。**フラワーエッセンスは、「飲んだら即何もかも変わった！」というジェット機のようなものというより、しばらく続けているうちに、ふと顔を上げてみたら見える景色がずいぶん変わっていることに気づく、ローカル列車のようなものです。**

私はせっかちなので、即結果の出るもの（＝目的地に早く着くジェット機）が一番だと思っていました。でも実際には、ゆっくりじっくりの〝ローカル列車〟だからこそ気づけることが多くあります。ダーッとあわただしくかけぬけるより、しっかり根本から変容するほうが、結果的には〝早く〟変化することにつながるのです。

各ブランドのエッセンスには、1日に何回、何滴ずつ摂取すると良い、と表記されているものが多いのですが、必ずしもこれにこだわりすぎる必要もありません。飲みたい（もしくは体の部位につけたい）と思ったときが、あなたにとって最適な摂取のタイミングなのです。副作用はありませんので、一定以上の量をとってしまうと何か悪い影響が出る、ということもありません。

ただし、一気飲みはおすすめしません。対象のエッセンスの波動に早く共鳴し、変わりたいと強く欲してがぶ飲みしてしまうような方もいましたが、もしそれで一瞬は変化があったとしても、持続しません。少しずつご自身を、希望する周波数と共鳴させて、最終的にはエッセンスがなくても明るい波動を保てることが目標なのですから。ですので、コンスタントにとり続けていただくのがおすすめです。

◆勝手に人を変えようとしてはダメ

「会社の上司が苦手だから、あの人さえ変わってくれれば万事うまくいくはず」といって、フラワーエッセンスをその相手になんとか飲ませようと四苦八苦する方がいらっしゃいます。「デスクに置かれたコーヒーに混ぜてこっそり飲ませようかと……」なんて言語道断です！　決してやらないでくださいね。

そこまで極端な方ではなくても、「反抗期の息子を変えたいです」「頑固な両親に飲んでほしい」といった相談に来られる方は、結構いらっしゃいます。

ですが、大原則として、**フラワーエッセンスは自分のために使ってください。当然、相手の断りなく、飲み物やお料理に入れないでくださいね。**

苦手な相手がいる、という場合でも、それはあなたの内面の投影であることがほとんどです。そう聞くと嫌な気持ちになってしまうかもしれませんが、あなたの周りの環境は、自分自身の波動が反映されているのです。そのため、自分自身の波動を変えていかなければ、もし苦手な上司が異動で遠くへ行っても、喜んだのもつかの間、次に来た上司とまた同じような理由で反《そ》りが合わない、ということが不思議なほど起きてしまうのです。

人は、それぞれ課題を持って生まれてきます。それが親子関係であったり、会社の上司と部下であったり、ご近所付き合いであったりといった形で目の前に現れることは珍しくありません。相手のせいだと思って対症療法的に解決を試みても、結局違う形でまた同じ問題が浮上してしまいます。

人を変えるのではなく、自分の受け取り方、物の見方を変えていかないと、一つ問題が解決したように見えても、また次々と似たような困りごと、悩みごとが出てきます。自分自身の周波数を、本来の光り輝くところに合わせていくことで、望む現実は創造できます。フラワーエッセンスは、そのお手伝いをするためのものだということを覚えておいてくださいね。

◆結果にこだわる、執着する

テーマを決めることはとても大切ですが、自分の望む結果やプロセス（道のり）にこだわり、それが執着になってしまうと、それ以外のことは、いくら改善していたとしても受け入れられない状態になってしまうことがあります。

例えば、レストランで魚のポワレをオーダーしたとしましょう。結果として、しばらく待ってあなたの前にポワレが運ばれてきたら、それで良いはずですよね。「塩胡《こ》椒《しょう》は何グラムにして」「魚は○○湾でとれたものしかダメ」「火は○分以上通さないで！」なんて、いちいち厨房《ちゅうぼう》へ指定しに行くなんて方は、いないと思います（よほどのグルメ、グルマンなら別かもしれませんが……）。あなたがプロのシェフではない限り、シェフにお任せしておいたほうがよほどおいしいものが出来上がってくるでしょう。「あら、このお店のポワレは少しアレンジされているけれど、今まで食べた中で一番おいしい！」というようなことだってあるかもしれません。

それを、事細かにオーダーして、やきもきしていると、目の前にきた最善の結果に気づけなくなってしまいますし、シェフもとまどってなかなかお料理が出せない＝いつまでも結果が出ないことにもなってしまいかねません。

「細部までしっかりと描かないとビジョンが叶《かな》わない」という成功法則が説かれるものもありますが、フラワーエッセンスの場合は、**テーマを決めてエッセンスを選んだら、あとは流れに身を任せたほうがうまくいく**のです。

あなたは、食べたいものをオーダーして、あとは楽しくおしゃべりしたり、やるべきことをやりながら待つだけでいいのです。

オーダーすれば、お料理が出てくるまでの間に、必ず必要なことが起きます。それに気づくだけでいいのです。

こんなクライアントさんがいらっしゃいました。恋人が欲しかった彼女は、「私は相思相愛な彼氏と楽しく付き合っている」というテーマを設定しました。

それは良いのですが、「渋谷のおしゃれなバーで開かれたパーティーでアイドルみたいにかっこよくてお金持ちの人に出会って〜、相手からドラマのような告白をされて付き合うことになって〜、周りのみんなからうらやましがられて〜……」と続きました。

この場合、「相思相愛な彼氏が欲しい」以上に「周りの人から羨望《せんぼう》の目で見られたい」という執着が入ってしまっています。そのため、もし「私は相思相愛な彼氏と楽しく付き合っている」をテーマに設定しても、その前段階として執着を手放すためのレッスンが訪れる可能性が大きいため、エゴを満たす結果はなかなか訪れにくいかもしれません。

そのため、希望のテーマを深掘りする中で違和感を覚えたら、まずはそこにアプローチするエッセンスを選ぶことをおすすめします。

この方にはまず、Q&A形式でより良いテーマを選んでいただきました。

★「羨望の目で見られたい」

Q：なぜ？

A「同い年の友人たちを見返したい」

Q：なぜ？

A「自分だけ彼氏がいなくて馬鹿にされている感じがしたから」

Q：具体的にどんなことがあって馬鹿にされたと感じた？

A「具体的に何か言われたりされたりしたわけではなかった。勝手にマウントをとられている気分になっていた。自分の被害妄想だったかも」

Q：では、誰にも馬鹿にされていないあなたはどう感じていますか？

A「心が解放されて自由な感じ」

結局彼女は、「私はいつも心が解放されていて自由です」というテーマでエッセンスを選びました。こちらにアプローチしたほうが、自分自身がニュートラルになることができます。そうすることで、異性と出会いがあったときでも、「誰かを見返せるか」という基準ではなく、自分に合っていて、お互いを尊重しあえる人と関係を築いていくことができます。

もう一つ気をつけていただきたいことがあります。

自分自身がどうなりたいかのビジョンを描くことは大切ですが、それがあなたを縛る鎖になってしまっては元も子もありません。絶対にこうしなければダメ、こうならないと全部が失敗、何をしてでもこうしてやる、といったような気持ちになってしまうと、それが執着につながります。

さらには、現状を理想と比べて「やっぱり私なんかには無理」「できるわけない」「失敗したらどうしよう」と、不安や恐れの思考にとらわれてしまったりします。

また、なかなか明らかな結果が感じられないと焦ってしまったり、どうしたらいいんだろうと不安に感じてしまう方もいらっしゃいます。「早くなんとかしなくては」と思うのは、「目標達成は遠い」「ゴールは遠い」と自分に言い聞かせているのと同じことになってしまいます。目的地に至っていない状況を肯定し続けることになってしまうのです。

フラワーエッセンスを摂取しはじめたら、一旦《いったん》テーマのことはきれいさっぱり忘れてしまう、というくらいに、グルグル思考や、「〜せねばならない」のネバネバ執着は手放すことが、最短で目標を叶えるコツです！

もしも執着してしまうようであれば、執着を手放すことをテーマにしてみてもいいかもしれません。意外と執着が手放せないことも多いものです。

例えば、「私は心地よく楽々目標を達成しています」。

そう、あなたは、考えなくても戦略を練らなくてもあせらなくても、楽々目標を達成していけるのです！

感情やストレスを解放して、本来の自分に還る

人には、さまざまな側面があります。

悩む自分、考えすぎて思考がぐるぐるしている自分、すぐ怒ってしまう自分、はっきり意見が言えない自分、落ち込む自分、嫉妬する自分、他と比較して内心でマウン

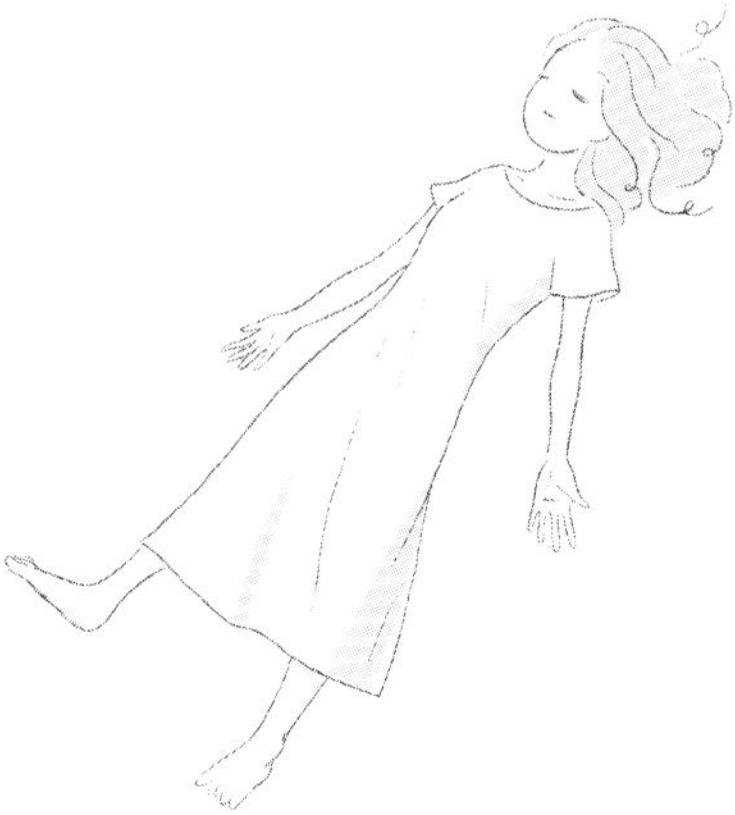

トを取ったり、落ちたりする自分……。

これらすべてを、私たちは「自分」だと思い込んでいます。

ですが、実はこれは本来の自分ではなく、あくまでエゴの「セルフ」です。小さい自分であり、本来の自分のまわりにたくさんエゴをくっつけてしまっている状態です。びっしりとエゴに覆われてしまって、本来の輝く自分が見えなくなっている人はたくさんいます。

このエゴを取り払ったとき、本来の自分が見えてきます。トゥルーセルフ（True Self）や、ヨガ哲学では真我（プルシャ）と呼ぶ方もあります。

本来の自分に還《かえ》るためのサインが、感情の動きです。

気をつけていただきたいのは、ネガティブな感情が出てきたとき、そこにフォーカスして対症療法的なアプローチをするのはおすすめしません。「マイナス感情を癒す」

といいますが、表面に出てきたマイナスの感情をいくらケアしても、結局は根本原因が解決されない限り、一度は消えたように見えてもまた出てきてしまいます。

感情が表れてくるには、理由があります。実は、人にはそれぞれ生まれてくる前からの課題があり、物事の見方にも癖があります。その癖は、体の使い方にも表れたり、幼少期の成長過程で統合されているはずの原始反射の統合がされていないために出ることがあります。それが思考パターン、こだわりすぎな価値観、信念体系のフィルターを通すことにより、心が傷つけられたように感じて落ち込んでしまったり、悲しくなったり寂しくなったり、あるいはやたらと怒りが湧いたり、無気力になってしまったりといった形で表れます。感情は、あくまで「結果」です。結果を改善するためには、原因へのアプローチが不可欠です。

そのため、どうありたいのかに着目することが大切です。「悲しみを癒すフラワーエッセンスが欲しい」よりも、「毎日楽しく元気な自分でいられるためのフラワーエッセンスが欲しい」という選び方をする必要があるのです。

そもそも、感情に「プラス」も「マイナス」もありません。この話を掘り下げると長くなってしまうので今回詳しくは触れませんが、どの感情も、学びに必要なものなのです。**感情はただのサインであり、自分の思考パターンがどういったものなのかを教えてくれる大切なものなのです。**自分がどんな存在でありたいか、自分を苦しめている思考は何なのか、といったことを教えてくれるのです。「こういうことを言われると腹が立つ」「こんな態度を取られると悲しくなる」「変な人扱いをされるとむなしい気持ちになる」「自由がないと感じると、イライラする」などなど。どうあれば自分が心地よく生きられるのかを、わかりやすく教えてくれるスイッチのようなものですね。それを理解して自分に向き合うことができれば、ずっと楽になります。感情に良し悪しはありませんが、自分が今感じている心の状態＝周波数が心地よくないと感じるのであれば、心地よい周波数に合わせていくことができます。

フラワーエッセンスを飲んでいると、一時的に、溜めていた感情があふれ出してくることがあります。無意識に圧縮して心の奥底にしまいこんでいた荷物に、空気が入ってふくれあがるようなものです。一旦膨《ふく》らませることで中身を解放させることができるので、ずっと心の奥底にあったけれど目を向けずにいたトラウマや、嫌だった気持ちも、出して昇華させることができるのです。そうやっていらないものを出していくことで、本来の輝く自分に戻っていくことができます。

FESのプロデューサーのパトリシアも「フラワーエッセンスは感情や不安をさらに押し込めて存在しないように見せかけるのではなく、光に当てて昇華させる」とアメリカでのセミナー受講時に説明していました。

ストレスも同じです。忙しい日常の中で、「セルフケアが大事」なんてわかってはいるけれど実際にできる方がどれだけいらっしゃるでしょう。「ストレスを溜めないように、頭を柔らかくして、ワークライフバランスをとって心の健康を保ちましょう！」なんて言われても、理屈はわかっても仕事や家事や育児に追われて、それどころじゃない方が多いのではないでしょうか。もしくは、がんばってやってみた結果、余計に疲れてしまったり……。

目まぐるしくやってくる、目の前のやるべきことを片付けるだけで1日が終わってしまう……。私自身も、そうでした。仕事や家事をさっさと片付けて、毎日少しでも自分の時間を持ちたい！　という気持ちはあれど、思考の整理をする余裕さえなく、ほぼワンオペで子育てをして、仕事もして、ご近所付き合いもほどほどにこなして、という毎日。ちょっと時間に余裕ができた日があっても、休むくらいならこの間に少しでも用事を片付けたい！　と思ってしまいます。ストレスを溜めてはいけないと思うこと自体がストレスになるような、あわただしい毎日でした。少しのことでイライラしてしまっていました。

感情と同じく、ストレスも、それを感じる種（思考）があるからこそ生まれるものです。また、私たちのDNAに刻まれた原始反射、本能によるところもあるそうですし、お母さんのおなかの中や生まれてからの原始反射がどう統合されているのかも影響します。

あえて「リラックスしなきゃ」「ストレスをなんとかしなきゃ」と思わなくても大丈夫です。

感情やストレスの種を、自分でも気づかないうちにクリアにしてくれて、本当の自分に戻るための手助けをしてくれるのがフラワーエッセンスです。

chapter 5

人生が変わった体験談

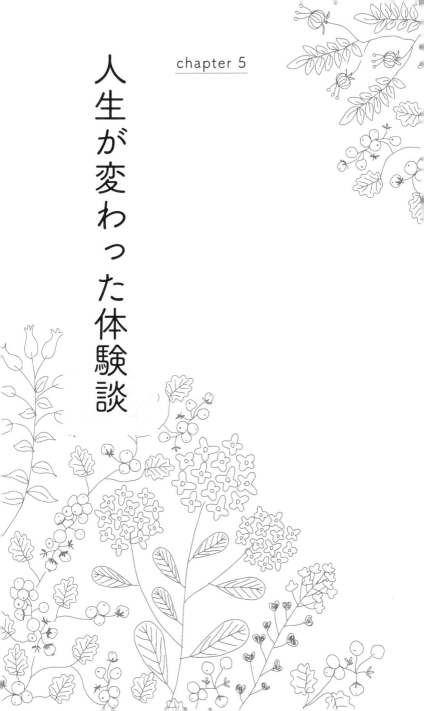

このチャプターでは、実際にフラワーエッセンスで人生が劇的に変わったクライアントさんたちの例をご紹介します。もし身近に感じる事例があれば、あなたも同じように変われるということ！

驚くような話ばかりですが、どれも実際に起きたことです。

体験談① 自分の波動が変わったら、嫌な上司が異動に！

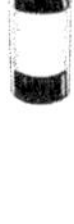

フラワーエッセンスを使うと、周囲の人との人間関係ががらりと変わることがよくあります。特に、悩みのタネだった上司や同僚が異動になったり、もしくは自分が栄転になったり。これは、自分の周波数が変わったことで起きるのです。本人に自覚はなくとも、不思議なくらいに周りが変わりはじめます。

Oさんという女性の例をお話ししましょう。

彼女は、コンサルティング会社で事務職に就いていました。私のもとに相談に来た

Oさんは、開口一番、「私、もう今の仕事が嫌で仕方がなくて」と、悲痛な面持ちで言うではありませんか。事情を聞くと、社内の人間関係にほとほと疲れ果てている様子。

「上司が最悪なんです。指示通りやったのに『間違えている』と理不尽に怒られ、自分が間違えていたことなのに私のせいにするんです。それも1度や2度じゃありません。こんな上司の下でこれ以上働きたくないんです」

同僚や先輩が親切ならまだなんとかなったかもしれませんが、先輩もOさんにいつも仕事を押し付けるような人で、同僚も見て見ぬふり。Oさんはすっかり心が折れかけていました。

仕事を辞めることも考えたけれど、社外の知人たちや家族からは「せっかく条件のいい仕事なのにもったいない」と強く止められていて、いっそ寿退社なら円満だろうけれど結婚もしたくはないから八方塞《はっぽうふさ》がりになっていると言います。

ここで、感情問題だけにアプローチさせるような「じゃあいいところに転職するためのエッセンスにしましょう！」という選び方はしません。たとえ仕事を辞めて場所を変えても、また同じような問題が起きるからです。問題から逃げていても、少し違った形で同じようなパターンの困りごとが起きるだけなのです。

これは、Oさんに必要な学びがあるからだ、とスピリチュアル的な教えでは言われることがありますが、つらい思いをしながら学ぶより、楽しく幸せな気持ちで学んだほうが、教えも身に付くと思いませんか？

ともあれ、変えるべきは周りの環境ではなく、彼女自身。一緒にボトルをセレクトしていくことにします。

「Oさんは、本当は職場でどんな感じで働きたいですか？」

「え？　理不尽に怒られたり、仕事を押し付けられたりしない環境で働きたいですけど……」

「そうですよね。もしそういった問題がなければ、あなたはどんな気持ちで働けますか？」

「それは、毎日すがすがしい気持ちだと思います。今よりやりがいも感じられると思うし……」

チャプター3でお伝えしたように、テーマはポジティブなものに設定したほうが、状況を好転させるエネルギーが強くなります。

なので、Oさんの場合も「怒られたくない、押し付けられたくない」というものではなく、「すがすがしい気持ちで、やりがいを感じながら働ける環境」をマインドにセットするほうが良いのです。

こうしてテーマが決まり、トリニティチェックを行ってトリートメントボトルを作り、3週間ほど飲んでいただくことになりました。

1本目を飲み終えたところ、「最近どうですか」とお話をしていると、あまり気分に変わりはないかも、とのことだったのですが、「そういえば」と思い出したようにおっしゃいました。

「先日、仕事を押し付けてくる先輩が別の部署に異動になったんです。仕事量は増えましたけど、押し付けられてやるものじゃないから、気持ちはちょっと楽です」

そう話すOさんの顔色は、以前より少し柔らかくなったようでした。

その日もセッションをしてトリートメントボトルを作り、飲んでいただきました。

しばらく経ったある日、Oさんから連絡がありました。

「ひろみ先生、こんなことがあるんでしょうか⁉ 信じられません。例の上司が、県外の遠い支店に異動になったんです！ 時期も半端だし、そんな辞令の話、ぜんぜん噂もされていなかったのに！」

それからOさんは、新しく来た上司とは打ち解けることができ、毎日の仕事がぐんと楽しくなったそうです。後輩もでき、自分が先輩からされて嫌だったことは決してしないと誓っていたわけでもなく自然にありのまま接していたら、とても慕ってくれていると嬉しい報告がありました。

これは、フラワーエッセンスでOさんの波動が変わったために、自分と共鳴する人たちが周りに集まるようになったのです。

これまでは、仕事に行く前も仕事中も「嫌だなあ」と思いながら日常を生きていたので、「自分にとって嫌な波動」の人たちと共鳴してしまっていました。その代表的な人が理不尽な上司であり、仕事を押し付けてくる先輩であったわけです。

「振り返ってみると、フラワーエッセンスを飲みはじめてから、あんまり上司や先輩のことが気にならなくなっていました」

と、Oさんは言います。

そう、この、**「気にならなくなっていた」というのがポイントなのです。**

「気になる」というのは、自分の波動がそこに共鳴してしまっている証です。

気＝波動（周波数）ですからね。

だからこそ、フラワーエッセンスの力を借りて自分本来のキラキラした良い波動に立ち返っていくことで、自分の波動と共鳴しない人や物事から、意識せずとも自然に離れていくことができるのです。

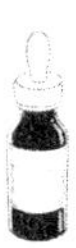

体験談② 依存症から解放され、自信を持って生きられるように

「いつも付き合う相手を束縛してしまうんです」

そんな相談に来られたのは、ＩＴ系コンサルタント会社に勤務する28歳のSさん。

お話を伺うと、彼は「女性に依存してしまいがち」なのだと言います。

中学生のころ、初めて彼女ができたときからその予兆はありました。登下校は必ず一緒、試験勉強もずっと一緒にする。彼女が友達とどこかに出かけようとすると、怒鳴ってでもやめさせていたといいます。すぐ別れてしまったそうですが、その後、高校生になってできた彼女とも、同じような関係性になってしまいました。

大学へ進学後は、女性のお財布を頼りに生活するようになり、服も生活必需品も恋人に買ってもらう、まさにヒモのような生活をしていたそうです。

セッションに来られたときには、お仕事こそされていましたが、ご本人いわく「今もお給料は自分の趣味のものだけに使っています。彼女にお小遣いをもらっていて、生活必需品や食費は彼女が出してくれるんです」と言います。一緒に買い物にいくときは、Sさんは財布は持たず、彼女がすべて買ってくれるんだとか。まるで、母親に何でも買い与えてもらう子どものように……。

「こんな自分に嫌気がさしています。生活面で女性に依存するだけでなく、もう何年もセックスやアルコールにも依存してしまって……。なんとかしたいと思ってクリニックにも通い、カウンセリングを受けたり薬を飲んだりしているのですが、一向に良くならないのです」

一体、何がSさんをそうさせてしまったのか、根っこにある原因を探らなくては、対症療法では解決できない問題です。

いろいろとお話を聞くうち、付き合う恋人以外の人との人間関係がうまくいかないということと、彼女に対してもいつも疑心暗鬼で、少しでも自分から離れると、捨てられるのではないかという恐怖が出てきてしまうことがわかりました。

そこに糸口がありそうだとさらに深く記憶を探っていただくと、過去のお母様との関係が見えてきました。

「幼いころ、夜に目が覚めたら両親がいなくて、家が無人になっていたことがありました。背も小さかったので電気を点《つ》けることもできず、怖かった。真っ暗な家で待っているのが嫌で、外に出て街灯の下でお母さんの帰りを待っていました。あのとき、本当に心細くて、もしかしたら自分は捨てられたのではないかと怖さを感じ、心底悲しい気持ちになりました」

また、Sさんのお母様はとてもコンプレックスの強い方で、周りの目をとても気にしながら子育てをされたために、子どもへの躾《しつけ》が非常に厳しかったそうです。幼いころから甘えることは許されず、そのためSさんの心は満たされることがなく、いつも母親の代わりを探していたこと、離れたらいなくなってしまうのではないかという恐れから四六時中一緒にいることで安心したかったことがわかりました。


母親の愛情を十分に受けられなかったと感じながら成長すると、女性に無意識に「お母さん」の姿を投影し、母親への仕返しや、愛情を感じたいが故に束縛してしまうことは珍しくありません。

人は、満たされない何かがあると、その穴を別の何かで満たそうとしてしまいます。セッションにいらした方の中には、買い物依存の方などもいらっしゃいました。

満たされていないと、目の前の魂をありのままに尊重することができなくなります。もし身近に、尊大な態度をとったり「自分はすごいけどあなたはダメ」というような人がいたら、きっとその方も満たされない心を抱えているのだとフラワーエッセンスを使っていくと客観的に見えるようになっていきます。

さて、根っこがわかったところで、Sさんのフラワーエッセンスを選ぶため、テーマを決めることになりました。

「Sさんは、どうなっていたいですか」とたずねると、「束縛しない自分になりたい」と答えてくれました。さらに一歩進めて「〝束縛をしないSさん〟は、どんなふうに感じていますか？」とお聞きすると「ビクビクせず、自信がある感じ。堂々と生きていていいんだ、と感じていたい」と。

「私は堂々と自信を持って生きている」というテーマでエッセンスをセレクトしました。すると、お母さんとの関係性にフォーカスしたものではなく、子ども時代のつらさを手放す、過去の思考や執着を手放すものなどが選ばれ、調合してお渡ししました。

2回目以降のセッションではお母さんとの関係性に対してのエッセンスが選ばれましたが、最初にそれが出なかったのも、テーマを決めているからこそですね。

数カ月後、心なしか明るい声でSさんから連絡がありました。Sさんは、これまで依存していた彼女と別れ、同棲《どうせい》を解消して一人で暮らし始めたのだと言います。彼女のことを愛していたわけではなく、依存できる先が欲しかっただけ。自分がコントロールできる相手を求めていただけだったことに気づいたSさんは、これまでの執着が嘘のように関係性を手放せたそうです。

それからさらに数カ月後。Sさんは心から好きだと思える女性に出会い、お互いに自立し、共生できるパートナーができたという嬉しいメッセージが届きました。

Sさんのケースは、依存する男性の側でしたが、女性側も、自分に依存してくる男性を、困ったものだと思いながらも離れられない方も多くいます。DV（ドメスティックバイオレンス）を受けながらも、付き合い続けている人もいらっしゃいます。周りがどれだけやめたほうがいいと忠告しても、ほとんどの場合「この人には私がいないとダメだから」とおっしゃるのです。

厳しい言い方にはなってしまいますが、これは、そう思いたい自分が、相手に暴力をふるわせていることが多いのです。それに気づくと、暴力が減ったり、おさまったりすることが多々あります。もし、離れたいと決意しているのに離れられない場合、相手をどうしたいかではなく「自分がどうありたいか」を明確にしてエッセンスをセレクトすることをおすすめします。

体験談③　好きなことを仕事にできて、毎朝目覚めスッキリ！

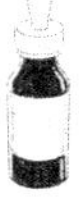

派遣社員として勤務しながらヨガを教えているKさんは、体験会で作ったトリートメントボトル1本で、人生ががらりと変わりました。

私の生徒さんの一人がフラワーエッセンスの体験会を開くことになり、私はオブザーバーとして参加していました。そこに来ていたのが、Kさんです。

皆さんどんな悩みがありますか、とたずねられ、Kさんは「仕事があるのに朝起きるのがつらくてなかなか起きられなくて……。どうにかスッキリ起きられるようになりたいんです」と答えていました。

それを聞いていて、彼女の悩みは「朝起きられないこと」ではなく、「やりたい仕事をしていないこと」だとわかりました。朝起きるのが苦手な方の理由はいろいろだと思いますが、Kさんの場合、合わない仕事をしている波動が強く出ていたのです。でも、私はあくまでオブザーバーなので口は出さないようにしようと思い、見守ることにしました。

「私は毎日気持ちよく目覚めて、活力に満ちている」というようなテーマを設定し、エッセンスをセレクトしていかれました。

それから半年後、Kさんは派遣の仕事を辞め、知人のサロンでアロマセラピストとして働いていました。

「不思議なんですが、あれから仕事に違和感を覚えるようになって。本当にやりたいことはこんなことだったのかなと思うと居ても立ってもいられなくて転職したんです。そうしたら、あんなに朝起きるのが苦手だったはずなのに、毎日すごくスッキリ目が覚めるんです！」

あまりに出来過ぎた話のように思えますが、本当に起きたことです。そのサロンが早朝からではなく10時オープンだったことも、Kさんの生活サイクルに合っていたのでしょう。

私自身、はじめてフラワーエッセンスを使ってから1年以内に転職していたことを思い出しました。セッションにいらした方で、フラワーエッセンスを飲みはじめてから仕事が変わった方は、たくさんおられます。転職だったり、生活スタイルに合った働き方に変わったり、職場が心地よい環境に変わったりということは、当たり前のように起きています。

悩んだときは、何が解決策かを頭の中でぐるぐる考えるよりも、なりたい自分にフォーカスしてテーマを決めて、フラワーエッセンスを飲む！　たったこれだけのことで、人生が激変するのです。発する周波数が変わるので、自分に必要なことが起きるようになり、自然と導かれていきます。Kさんは素直にその流れに乗り、あっという間に変化が起きたのです。

フラワーエッセンスの最大の特徴は、簡単で効果的、さらにスピーディーということとです。飲むだけ、あるいはスプレーするだけで、あとは難しい瞑想も修行もいりません。無意識のうちに、どんどん変わっていきます。

ストレスが激減し、内面がどんどん穏やかになるので、穏やかになった自分と共鳴する出来事が周囲に創造されていきます。

最速で、楽々の人生へシフトしていくのです！

体験談④ 抑圧していた思いが浄化され、精神安定剤を手放せた

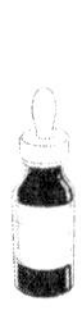

はじめてお会いしたとき、Yさんの目は完全に輝きを失っていました。パニック障害になり、20年以上精神安定剤を飲み続けているそうです。
お話をしていても、ずっと何かに怯《おび》えているようでした。
「昔から人間関係がうまくいかなくて、仕事も長続きしないんです」
詳しくお話を聞くと、はじめは良くても2、3年もすると周りの人たちと合わなくなってきて、転職を繰り返していたそうです。それならと思い切って起業したことも

あるそうなのですが、取引先や関係者の方たちと付き合いづらく、結局うまくいかなかったと言います。

ご結婚されていましたが、奥さんとの関係もギスギスしてしまっているとのこと。

「相手のスケジュールを把握していないと不安で、予定表のボードをつくっているのに家族はちゃんと書いてくれません。そのたびにイライラしてしまいます……」

お話を聞いていると、Yさんの親御さんも、いわゆる〝管理型〟だったそうです。それがすごく嫌だったのに、大人になると自分にもしみついてしまったその習慣を、周りに強要するようになってしまっていました。Yさんの両親はとても厳しく、ベッドに入るときもスリッパを揃《そろ》えていないとひどく叱《しか》られたそうです。スリッパがきちんと揃っているか、何度も何度も起きだしては確認する……そんな日々が子どものころから続いていました。

ずっと追い詰められているような気持ちのままのYさんの心の糸は、今にも切れてしまいそうでした。楽に生きられるようになってほしいと思いながらも、私のエゴが入ってしまわないよう気を付けてエッセンスを選び、お渡ししました。

しばらく後、Ｙさんから「最初は効果がわからなかったんですが、あるときから突然、涙が止まらなくなってしまいました。どういうことなんでしょう」と連絡をいただきました。

フラワーエッセンスを使うと、抑圧されていた思いが解放されます。心を覆っていた、硬い殻が剥がれ落ちるよう、といえばいいでしょうか。その影響で、「なぜだかわからないけれど涙が出てくる」ということがあります。また、長く睡眠を取りたくなる方もいらっしゃいます。

誰にでも、心の奥底には、蓋《ふた》をして抑圧していた思いがあるものです。フラワーエッセンスには、自分でも忘れるほどにしまいこんだその蓋を開ける効果があります。そのために想いがあふれ、涙が出たり、やたらあくびが出たりします。圧縮されたお布団が、袋に空気が入ると大きく膨らむ様子を想像してみてください。圧縮されていた悲しみや、怖かった想いが、空気＝フラワーエッセンスが入ることで一度膨らみ、そして浄化されるのです。

圧縮袋に詰められた〝荷物〟が多いと、もともとの自分の光り輝く周波数も見失ってしまいます。

Yさんは涙を通じて、浄化され、次にお会いしたときはずいぶん目に輝きが戻りはじめていました。

2回目のセッションでさらに2本のボトルを処方し、計3本を飲み終えたころ、Yさんは、20年以上欠かさずに飲まなければ生活に支障をきたすほどだった精神安定剤を、手放せていました。

薬を常用される場合、その副作用を知らないままに使っている方が非常に多いです。Yさんの使っていたお薬も、名前を聞いて、副作用を調べてお伝えしたら、あまりに怖いものが並んでいたので驚かれていました。

現代医学の対症療法は、即効性という面では非常に良いものかもしれませんが、あくまで「今ある症状」を緩和することに特化したものです。そのため、根本的な解決には結びつかないことが多いのです。

一方、トリニティチェックを使って選ぶフラワーエッセンスは、医療でも医療行為でもないですが、対症療法ではないからこそより多くの共鳴作用があるのです。

現代医療のお薬も、必要なときはありますが、依存してしまわないように上手に付き合っていただければと思いますし、波動が変われば自然に必要がなくなっていくことがほとんどです。また、食べものについても、「甘いものがやめられない」「ずっとチョコレートがないと……」という方も、あまり食べたくなくなったり、量や頻度が減っていったりします。

その後、Yさんは新しいお仕事も始め、穏やかに毎日を過ごしておられるそうです。

体験談⑤ 18年引きこもっていた娘が国際結婚し、海外生活へ！

「娘が13歳から不登校で引きこもりになってしまって……。もう18年になります。発達障がいもあって、今はまだ私が世話をやけるからいいのですが、将来のことを考えると心配なんです」

と話してくださったのは、パートで仕事をされているEさんという女性です。優しそうで、はにかんだ笑顔が印象的な方でした。

18年……生まれたばかりの子どもが、高校を卒業する年月です。そんなにも長い間、月に一度、病院に行く以外はずっと部屋にいるのだといいます。

大変でしたでしょう、とお聞きすると、「いろいろと悩みましたし、いろいろなことを試しました」と打ち明けてくださいました。もともとスピリチュアル的なことも好きで、いろいろなクラスを受講してみたり、トレーニングに通ったりもしたけれど、娘さんに変化はなかったそうです。

最近はずいぶん理解も進んできましたが、今までの日本では、子どもが登校しないと周りからあれこれと言われて、心の重荷になってしまうご両親もたくさんいらっしゃいました。

私は、不登校が必ずしも悪いわけではないと思っています。学校へ行っても意味がないとわかって、あえて行かない選択をしている今どきの子どもたちも多いからです。私の息子も、学校に通ってこそいましたが、小学校1年生のころから「あの人たち（先生）に教わることは一つもない」と言い切っていました。当時の私は、7歳でもよくわかっていることに驚いたものでしたが、宇宙系の魂は、非常に成熟しているために、慣習にとらわれないことも多いのです。この話を深掘りすると長くなってしまいますので触れませんが、一つ言えるのは、セッションにお越しくださる不登校の子どものお母さんたちは、もれなく全員がご自分の子どもの選択の素晴らしさを絶賛できるようになります。

さて、こういった相談の場合、娘さん向けのエッセンスを選ぶべきなのでしょうか？

実は、Eさんは、「以前、娘用にフラワーエッセンスを作ってもらったことがあるんです」と教えてくれました。しばらく使ってみたものの、特に効果が感じられず、やめてしまったそうです。

ではEさんの娘さんにはフラワーエッセンスは効かないということなのでしょうか。

この場合、考えられる原因は二つあります。

一つは、選ばれたエッセンスが娘さんに合わなかった可能性です。多くの場合、フラワーエッセンスはカウンセリングを通じてセレクトされます。Eさんの娘さんが通っていた病院でもそうだったようです。症状を聞き、花の画像のカードを使ったりして選ばれるため、そのエッセンスが本当にその人に必要なものなのか、バッチリ合うものなのか、チェックされないのです。この選び方だとカウンセラーの腕によるところが大きく、残念ながらせっかく選んでもらったエッセンスでも、合わないことが多いのです（プラシーボで効くこともありますが……）。

もう一つは、フラワーエッセンスが本当に必要なのは誰か、というところがずれていることが挙げられます。

Eさんは、娘さん用にエッセンスを選んでもらったと言っていましたが、こういった場合、エッセンスが本当に必要なのは、娘さんのことで悩んでいるEさん本人なのです。「その問題があって困っているのは誰なのか？」ということを考えなければなりません。

例えば、ある主婦の方が、パートナーシップで悩んでいるという相談に来られたことがありました。

「思い通りにならない夫にイライラする、腹が立つし顔も見たくない。けれど子どものことを考えると離婚もできない」

というお話でした。「だから夫に変わってほしい」とおっしゃいますが、こんなとき、もし旦那さまを変化させるためにエッセンスを調合し、食べ物や飲み物にこっそり混ぜたとしても、解決には至りません。もしかしたら、旦那さまの態度は変わるかもしれません。でも、たとえ旦那さまが変わったとしても、相談に来られた主婦の方には、例えば会社や地域の集まりやお子さんとの関係などで別の「イライラする」問題が出てきてしまうことが往々にあるのです。もっと言えば、本来の波動に立ち返ったご主人がより波動の共鳴する方々と出会って、奥さんはさらにイライラ、やきもきする可能性まであります。

それは、ご本人の持っている波動……つまり自分の外側の社会、人を見るフィルターが変わっていないので、何を見てもそのフィルターを通して見る限り、イライラする現実になってしまいます。その波動のままでは、いくら相手を変えても、新たに嫌な人、苦手な人、腹立たしい人を作り続けてしまいます。

「手のかかる家族がいて……」「義理の親に困っています」「甥《おい》っ子がトラブルメーカーでいつも迷惑をかけられている」「会社の同僚とそりが合わない」などなど、年中周りで大変なことが起きて忙しそうにしている人がいたら、その方自身がそういった状況を作り出す波動を出してしまっている可能性がありますので、一度落ち着いて振り返ってみてください。

とはいっても、「大変な思いをしているのはその人のせいだ」というわけでは決してありません。責任感が強く、周りに何かが起きると自分のせいだと自分を責めたり、罪悪感を抱いてしまうと、心配や不安の波動が強く出てしまい、いろいろなところに影響してしまうのです。いつも晴れ晴れとした心地いい波動で生きていくことで、周りの困りごとも解決していきます。

だから周りを変えるのではなく、ご自身の波動を変え、本来の波動で生きていくために、フラワーエッセンスを活用していただくことが大切なのです。

話を戻しましょう。

Eさんにそんなことをお伝えしてから数カ月がたった頃、Eさんから私のセミナーコースへのお申し込みがありました。クリアリングメソッドのコースといって、フラワーエッセンスを使いながら自分の心と向き合っていくためのクラスです。Eさんは、娘さんを変えようとするのではなく、自分の波動を変える大切さに気づかれたのです。

そのクラスが始まってすぐ、Eさんから驚くような報告を受けました。

「娘が、一人で電車に乗って出かけるようになったんです！」

18年もの間、母親に付き添われての病院以外で外出することのなかった方が、電車に乗れたなんて！　それも、一人で！　Eさんと一緒に、手を取り合って喜びました。

実はずっとお部屋にこもっている間に、インターネットで知り合った海外の方とチャットで親しくなっていて、その方が来日するため、会いに行かれたのだそうです。それからとんとん拍子に話は進み、二人は結婚。海外挙式を経て、Eさんの娘さんは海外で生活されています。

「あれだけ娘を変えようと手を尽くしてもダメだったのに、自分が変わった途端、何もかもが変わって、びっくりしています」

とEさんはおっしゃいます。

Eさんはその後、ようやく自分自身の人生を生きられるようになり、ご自身のやりたいことも見つかりました。今はボディワーカーとして活躍されています。

このように、無理に自分を変えようとしたり、変わらなきゃと強迫観念を持ったりしなくても、自然とうまくいくのです。「直感力をつけるために松果体にこだわって」とか「チャクラを開いて」といったことは、グラウンディングができていないと危険な場合もあります。

ご自身に合ったフラワーエッセンスをセレクトすることで、安全に自然に直感力も上がります。本来のご自身の輝く波動に還り、ストレスのない心地良い毎日を過ごすことで、使命へも導かれていきます！

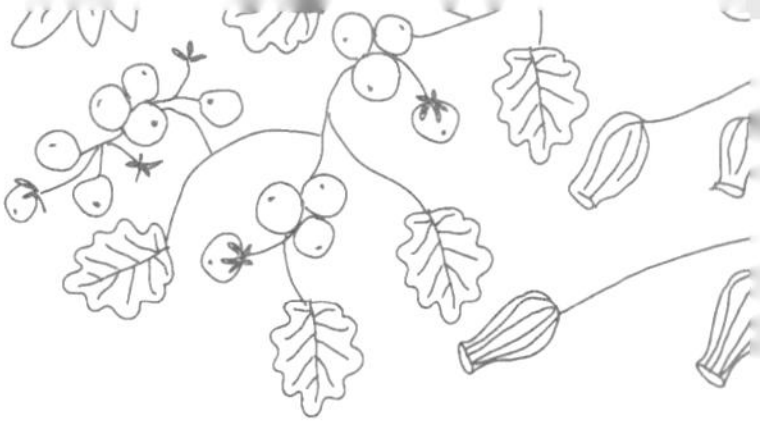

あとがき

大切なお時間を使ってこの本を最後まで読んでくださりありがとうございます。
せっかくですので、読了後はぜひぜひ実践に活かしてください！

どんなに文明が発展しても、人間は自然の一部です。大自然のエネルギーと共鳴して、自分の本質から生きていないと、ストレスが溜まり、生きるのが苦しくなってしまいます。

〝エッセンス〟とは「本質、真髄、神髄」という意味です。本質（本来の自分＝自分の本質）で生きていけるようになるために力を貸してくれるのが、フラワーエッセンスです。

また、フラワーエッセンスセラピーは、「がんばらないセラピー」です。無理に変わろうとしなくてもいいし、ズボラ女子でも使えて変容するのです。普段の生活の中のストレスの多くはフラワーエッセンスの波動と共鳴するだけで解決すると言っても過言ではないと思っています。私自身がめんどくさがりでズボラで続けられない人だったので、太鼓判《たいこばん》を押せます（笑）。

「ズボラだけど自分の人生を輝かせたい！」「やりたいことを見つけたい」「毎日のストレスとさよならしたい！」「とにかく心地よく安心して生きたい！」

そんなお悩みも、この本を参考に実践してもらうと、知らない間に結果が出ます。どん底の沼から出られなかった人でも、人生が好転していきます。いつも可も不可もなく、自分で愚痴・不満を言っていることすらわからない。「人生こんなもの」と諦《あきら》めている人たちも、ストレスが軽減され、人生が輝き出します。

エッセンスは使ってすぐに結果が出ないこともあるので、何かが良くなったのは実はエッセンスが作用していたということに気づいていない場合も多くあります。変化があまりに自然で、気づかないことが多いのです。

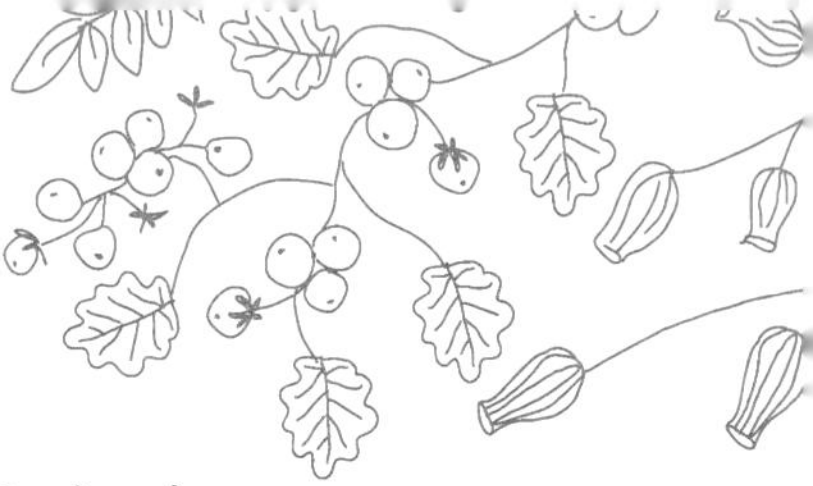

フラワーエッセンスを使うと、こんな感じで変化が表れます。

まず気持ちが楽になり、ストレスが軽減されていく。人生が楽しいと思える。今が一番楽、幸せだと言い切れるようになる。感謝波動でますますラッキーが激増して、さらなる感謝スパイラルへ。自分の感覚軸（中心軸）がわかるようになり、人に聞いたり、占いやスピリチュアル系に頼ったりしなくても、自分で人生の創造ができると実感できる。やりたいことや好きなことがわかるようになる、またはそれを自然にやっていたりする。自然と自分の使命が腑《ふ》に落ちて、使命を生きられる。何かあっても、自分の感覚でどうすればいいか〝わかる〟ようになる……。

ノウハウを教えられたり、「〇〇したら大丈夫」と言われても、それができないから人は悩みます。

「ハートをオープンにすると人間関係がうまくいく」なんて言われても、どうやって心を開いたらいいのかわからないのが悩みの方は、余計に困ってしまいます。

「相性が良くない合わない人とは話さなくてもいいんだよ」と言われても、「そんなことができるなら苦労しない」と言いたくなるケースも多いですよね。
感情や怒りのコントロールも、有効ではあるでしょうが、それを一生やり続けるのはものすごく疲れそうです。

私はズボラなので面倒くさくて無理です。そんなことを繰り返しながら生きるのは。

波動を変える、それも本来の自分の波動に戻していくだけで、感情コントロールを一生やり続けることもしなくて良くなるし、人の顔色を気にしながら思考をぐるぐるさせて生きる必要もなくなります。

本書では、初めてフラワーエッセンスを手に取る方、またご自身で選ぶのが難しいと感じていた方に、世界のさまざまなブランドからコンビネーションボトルを中心に1本をセレクトする方法について書きました。

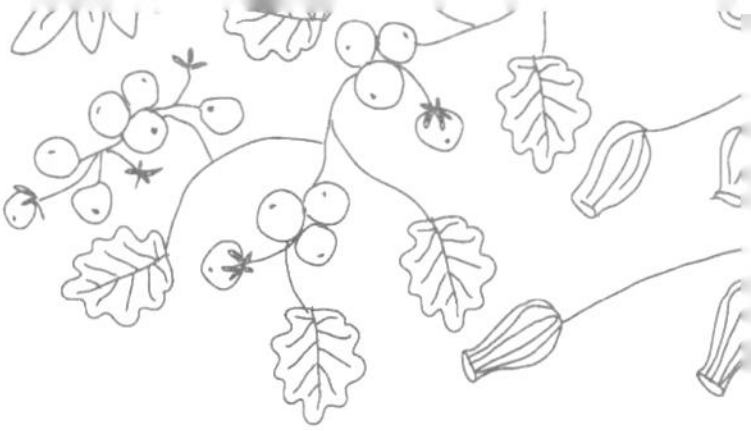

せっかく効果があるものでも初期費用がかかりすぎたり、結果を味わっていないのにいきなり何本も選ばなくてはならないとなると、心理的な負担にもなります。私自身の経験から、コンビネーションボトルを1本セレクトして使ってみて、結果を観察するところからスタートしていただくことをおすすめしたいです。

そしてテーマを決めてフラワーエッセンスを使って、1カ月から1年くらいでどれくらいご自身の環境や気持ちが変化したかを確認してください。効果が実感できたら、次は世界で1本のオリジナルのトリートメントボトル作りを試したくなってもらえると嬉しいです。

「騙《だま》されたと思って」でもいいので、ぜひ実践してみてください。

トリニティチェックで適切にセレクトされたエッセンスならば、結果は必ずついてきます。

やりたいことも特になく転職を繰り返してきた私が、フラワーエッセンスを使うことで自然に導かれていき、生きる道が明確になり、腑に落ちていったのも、無理にではなく自然な流れの中でメッセージやチャンスをキャッチできるようになったからです。フラワーエッセンスのおかげでこの本も自然に書くことができました。たくさんの方からいろいろ教わりながら楽しく書けたのも、フラワーエッセンスのおかげです。

普段は日中に開くことがないFacebookをなぜか開いたら、出版マイスターの越智秀樹さんの投稿が目の前に現れました。そこからトントン拍子に出版に至ったのです。こんなふうに、がんばらなくても導かれていきます。

本書を著すにあたって、ご紹介したいことがまだまだたくさんありました。詰め込みたくてわかりにくくなってしまいそうだったところをうまく導いてくれたのが、編集を担当してくださった赤塚万穂さんです。フラワーエッセンスを毎月コンスタントに使ってくださり、お付き合いくださったことにも心から感謝しております。

それから、素晴らしいフラワーエッセンスを世に送り出してくださっているプロデューサーの皆様、ネイチャーワールド株式会社の玉井社長はじめ社員の皆様、ずっと応援してくださった平野先生、Ｈ社の阪本さん、フラワーエッセンス研究家の東先生、もともと出版を視野に入れてくださったベンチャーコンサルタントの寺田社長、笑倍うなぎ昇りの望月まもるさん、チネイザンのティーチャーのタリカさん、カフェカルディのマスター、波動美容師の菊地宇宙さん、ビジネス社の唐津社長、中澤部長、企画書を練り上げてくださった越智さんと奥様の美保さん、また同じ方向を向いて歩んでくださっている受講生の皆様、関わってくださっているすべての皆様、ご縁に本当に感謝があふれます。ありがとうございます。

夫と息子へ、いつもありがとう。両親にも産んで育ててくれてありがとうと心からの感謝を伝えて、筆を置きます。

２０２３年２月　研谷ひろみ

読者の皆様に無料特典

インナーアルケミーインスティテュートのLINE公式から
無料動画や無料の読者特典キャンペーンの
配信をしています。

URL:　https://lin.ee/I5ZIPan

スマホでQRコードを読み込み、LINEにお友達登録していただくと、
本書をご購入くださった皆様だけに特別な無料プレゼントも！

おすすめセラピスト

インナーアルケミーインスティテュート
主宰・代表　研谷ひろみ
東京・神奈川・愛知・オンライン（日本、海外）
https://linktr.ee/hiromi.togitani

奥山式　奥山佳美
神奈川・静岡
https://linktr.ee/okuyamashiki?

宮内和美
埼玉・東京
https://smart.reservestock.jp/28956

しらかみちはる
埼玉・東京
https://smart.reservestock.jp/menu/profile/28186

Bring out the Inner beauty しらかみとしえ
埼玉（川口・南鳩ヶ谷）
https://linktr.ee/aris.toshie

かげやままり
神奈川
https://ameblo.jp/bravo3marimari/entry-12647737725.html

ことはかり　高野貴子
東京
https://www.instagram.com/kotohakari/

flow　篠原美幸
神奈川・東京・埼玉
https://www.instagram.com/miyuki_flow

マイトレーヤ　たかはしじゅんこ
東京（江東区）
https://lit.link/JunkoTAKAHASHI

たにざわまい
愛知（名古屋・岡崎）
https://lit.link/maitanizawa

[著者プロフィール]

研谷ひろみ（とぎたに・ひろみ）

大阪府生まれ、愛知県育ち、横浜在住。幼少期より家族との意思疎通がうまくいかずプチ家出を繰り返す。自身の結婚生活も、育児休暇後の職場復帰を機に関係が悪化。そのピークと長男の入院が1年に6回にも及んだ時に、フラワーエッセンスのセラピーに出会う。離婚危機の状態から、結婚生活が劇的に改善。息子の病気も完治し、母親の状態が子どもに与えていた影響にも気付く。フラワーエッセンスセラピーにより嫌いだった人、苦手だった人が好きになり、人は変われるのだと驚く。それをきっかけにさまざまなセラピーを学び、12年で1100本以上のセミナーを受講。自らも1000回を超えるワークショップ、講座を開講。現在はフラワーエッセンスやフラワーエッセンス数秘、反射統合、クリアリング等を通し、恋愛、夫婦関係、仕事に悩みを持つ方へ、人間関係によるストレスや生きづらさから、心地よい人生にシフトするプログラムを提供している。特に親子・夫婦関係の劇的な改善と、自分自身の生きる道への後押しを得意とする。インナーアルケミーインスティテュート主宰。インド政府公認 Sivananda Yoga（シヴァナンダ・ヨーガ）指導者。一般社団法人日本セラピスト支援協会元代表理事。フラワーエッセンス数秘、フラワーエッセンスセラピストスクール運営。

人生を豊かに変えるはじめてのフラワーエッセンス

2023年3月1日　第1刷発行

著　者　研谷ひろみ

発行者　唐津　隆

発行所　株式会社ビジネス社

〒162-0805 東京都新宿区矢来町114番地
神楽坂高橋ビル5階
電話 03(5227)1602　FAX 03(5227)1603
https://www.business-sha.co.jp

カバー印刷・本文印刷・製本/半七写真印刷工業株式会社
〈デザイン〉林陽子（Sparrow Design）
〈イラスト〉remishima
〈営業担当〉山口健志　〈編集担当〉赤塚万穂

ISBN978-4-8284-2493-4